Bernadett Gera

Qigong für die Augen

Chinesisches Heilwissen
für ein besseres und gesundes Sehen

AF630445

IRISIANA

Einleitung 4

QIGONG UND AUGENHEILKUNDE 7

DAS SEHEN 11
Sehen aus ganzheitlicher Sicht 12
Sehhilfen – nicht immer nur nützlich 14

WISSENSWERTES ÜBER UNSERE AUGEN 21
Anatomie und Funktionsweise der Augen 22
Häufige Augenbeschwerden 25
Energieleitbahnen mit Bezug zu den Augen 29

ÜBUNGSGRUNDLAGEN 35
Übungshäufigkeit und -intensität 36
Übungsabfolge 37
Zusatzübungen 41

DIE HAUPTÜBUNGEN 47
Blinzeln 48
Übung für die Lidmuskeln 48
Atmen ins Dantian 48
Üben mit der Sehtafel 49
In die Leere blicken 52
Schließen und Öffnen 52
Entspannen der Augenmuskeln 53
Hell und Dunkel 56
Kontrastwahrnehmung stärken 56
Das Tibetische Rad 57
Zwei Zeilen 58
Massage der Augenbrauen 60
Kneifen des Fischkopfes 60
Entspannen der Augenhöhle 61
Palmieren 63
Massage von Fengchi 64
Steigender und sinkender Wasserpegel 65
Liegende Acht 66
Blick weiten 66

Augäpfel verlängern und verkürzen 67
Schielübung 69
Daumen verfolgen 71
Kreis, Dreieck, Quadrat 71
Zickzack 72
Zahlensalat 73
Hong Bai Huang 73
Augen versetzen 74
Fisch klopfen 76
Fisch massieren 76
Um den Fisch kreisen 79
Augenübung bei grauem Star 81
Augenübung bei grünem Star oder hohem Augeninnendruck 84
Mit den Augen hören 88
Aufmerksamkeitsübung 88
Fokus-Übung 90
Licht aussenden 90
Gezielte Massageübungen 93
Zusatzübung: Qi in die Akupunkturpunkte leiten 105

ALLGEMEINE TIPPS UND HINWEISE ZUR VERBESSERUNG DER SEHFÄHIGKEIT 107
Lichtverhältnisse 108
Sonnenbrillen 109
Schultern und Nacken 110
Ernährung 110
Brillen aus Walnussschalen 111
Überzeugungen 112
Training 113

ANHANG 115
Übungsempfehlungen bei speziellen Beschwerden 116
Quellen 118
Danksagung 120
Die Autorin 122

Einleitung

Der Berufsalltag vieler Menschen ist heutzutage von Bildschirmarbeit geprägt. In der Freizeit nutzen wir vielfach Smartphones, Tablets, Fernseher und Ähnliches. Vor dem Hintergrund dieser einseitigen Beanspruchung unserer Augen verwundert es nicht, dass die Zahl der Augenerkrankungen in den vergangenen Jahrzehnten stetig gestiegen ist. Das ist besorgniserregend, insbesondere wenn man bedenkt, was für ein wichtiges Sinnesorgan unser Auge ist. Beschwerden oder Erkrankungen des Auges beeinträchtigen die Lebensqualität stark.

Auch für die Stabilisierung unseres Biorhythmus ist die Sehkraft bedeutend. Tägliche Reizüberflutung, künstlich beleuchtete Räume sowie die unnatürliche, lang anhaltende Fokussierung auf kurze Entfernungen können die Augen schnell überanstrengen. Kommen dazu noch emotionale Belastungen, welche die Energieversorgung der Augen oft zusätzlich mindern, sind Sehbeschwerden praktisch vorprogrammiert. Weitverbreitet ist die Überzeugung, dass die Sehkraft ohnehin im Alter abnehme, und ebenso, dass man ab dem Zeitpunkt, zu dem man seine erste Sehhilfe bekommt, regelmäßig mit einer stärkeren Brille rechnen könne. Diese Klischees halten sich hartnäckig, obwohl doch mehr und mehr Menschen an die Selbstheilungskräfte des Körpers glauben und selbst bei schwersten Erkrankungen eine Heilung für möglich oder plausibel halten. Dem zugrunde liegt das Wissen, dass sich der menschliche Körper ständig erneuert. Das gilt auch für die Augen: Wie andere Körperbereiche und Organe, versucht unser Organismus auch die Sehfähigkeit wieder in ein Gleichgewicht zu bringen.

Eine Verminderung der Sehkraft ist also keineswegs eine normale Entwicklung im Verlauf des Lebens, sondern vielmehr ein Warnsignal des Körpers. Sie ist ein Hinweis auf ein Energieungleichgewicht im sensiblen Zusammenspiel von Körper, Geist und Seele. In der Tat können verschiedene Erfahrungen und Traumata in den Augen »gespeichert« werden und vielfältige Beschwerden auslösen. Umgekehrt sind die Augen sprichwörtlich ein Spiegel der Seele – sie können Tausende von Hinweisen auf den körperlichen und emotionalen Gesundheitszustand sowie auf individuelle Verhaltensmuster geben. Es herrscht ein direkter Zusammenhang zwischen Sehkraft, eigenen Überzeugungen, Konditionierungen, Erfahrungen und Emotionen. Das Sehvermögen hängt direkt von der Flexibilität und Anpassungsfähigkeit des Menschen an seine Umgebung ab. Mit unseren Glaubensmustern können wir sprichwörtlich einen Zaun um unsere Welt bauen – und das kann sich in der Sehfähigkeit widerspiegeln.

Sehen ist keinesfalls ein rein mechanischer Prozess, sondern beinhaltet immer ein aktives Zusammenspiel von Gedanken und Gefühlen. In der chinesischen Philosophie beispielsweise geht man davon aus, dass mangelnde Sehfähigkeit mit einer Blockade zusammenhängt, die emotionale Ursachen haben kann. Der Energiefluss kann zu stark oder zu schwach, die Kräfte Yin und Yang können unausgeglichen sein.

Doch auch im Westen findet man ganzheitliche Ansätze. So bezeichnete der ungarische Arzt Ignaz von Peczely (1826-1911) die Augen als eine mikroskopische Landkarte des Körpers. Er entwickelte die Grundlagen für die sogenannte Irisdiagnostik. Nach Ansicht des berühmten Augenarztes Dr. William H. Bates (1860-1931) entstehen Sehschwächen durch mentale und emotionale Anspannungen und werden von ungesunden Sehgewohnheiten oder Schlafmangel begünstigt. Alles, was die innere Anspannung verstärke, mindere die Sehfähigkeit – hier finden wir im Grunde dieselbe Aussage, die traditionelle Lehren wie die chinesische vertreten.

Es ist unglaublich spannend, die Augen und die eigene Sehfähigkeit zu erforschen. Sie werden auf dieser Entdeckungsreise merken, wie verwoben Ihre Gedanken, Einstellungen, Haltungen und Emotionen mit Ihrem Körper und insbesondere auch mit Ihrer Sehfähigkeit sind. Das Verbessern der eigenen Sehkraft ist also eine umfassendere und komplexere Expedition, als es im ersten Moment scheint. Verwenden Sie dieses Buch daher am besten über einen längeren Zeitraum und machen Sie sich eigene Notizen. Ich wünsche Ihnen viel Freude damit.

氣

Qigong und Augenheilkunde

Das Werk *Der innere Klassiker des gelben Kaisers (Huangdi Neijing Suwen)* aus dem 2./3. Jahrhundert v. Chr. gilt als die älteste schriftliche Aufzeichnung, in der Qigong im heutigen Verständnis erstmals erwähnt wird. Einzelne Qigong-Übungen wurden sogar schon im 6. Jahrhundert v. Chr. niedergeschrieben.

Bei Qigong handelt es sich um eine Energiearbeit, die Zugang zu feinstofflichen Energien bietet. Bei regelmäßiger Übung vermag Qigong ein physisches, emotionales und mentales Wohlergehen herzustellen. Es offenbart ein umfangreiches und detailliertes Wissen über die zentrale Kraft allen Lebens, über seine Aktivierung, Stärkung und die ausgeglichene Verteilung im physischen Körper. Die Fähigkeit zur Selbstheilung wird durch Qigong nahezu unerschöpflich. Der freie Energiefluss im Körper wird gefördert und gestärkt und die Yin- und Yang-Kräfte des Körpers werden in ein dynamisches Gleichgewicht gebracht. Hierauf weisen auch die Schriftzeichen hin, aus denen der Begriff Qigong besteht: *Qi* bedeutet Lebenskraft, *Gong* weist auf Arbeit und regelmäßiges Üben hin. Qigong bezeichnet somit die Fähigkeit, mit der Lebensenergie zu arbeiten.

Beginnt man, ein sensibles Empfinden für feine Energien zu entwickeln, ist es möglich, Krankheiten und Beschwerden bereits im subklinischen Stadium entgegenzuwirken, wenn noch keine messbaren Symptome festgestellt werden können. Einen Zusammenhang zwischen erkrankten Organen und den jeweiligen Leitbahnen (siehe Seite 29 ff.) wies unter anderem der Arzt Dr. Ioan Dumitrescu in seinen interessanten Forschungen nach. Da der Zustand von Organen ebenso wie Emotionen zu Blockaden führen kann, die sich wiederum in Augenbeschwerden zeigen, gab es auch von Anfang an Qigong-Übungen speziell für die Augen.

Die Augenheilkunde in der chinesischen Medizin wurde stark durch den Kontakt mit Indien beeinflusst. Viele interessante Werke zur Augenheilkunde stammen aus der Tang-Zeit (618-907 n. Chr.). So beschreibt beispielsweise der chinesische Arzt Chao Yuanfang (581-618 n. Chr.) in seinem Werk *Abhandlung über Ursprung und Verlauf aller Krankheiten* (*Zhubing Yuanhou*

Lun, 610 n. Chr.) eine Vielzahl an Augensymptomen und legte so die Grundlage für spätere Werke zur Augenheilkunde.

Während der Tang-Zeit nahm der Handels- und Kulturaustausch zwischen China und Indien zu, wodurch weitere wichtige Erkenntnisse und Erfahrungsberichte zur Augenheilkunde nach China gelangten. In dem Werk *Geheime Besonderheiten von der äußeren Terrasse* (*Waitai biyao*, 752 n. Chr.) von Wang Tao wird im Kapitel zur Augenheilkunde der sogenannte *Indische Augen-Klassiker (Tianzhu Jing Lun Yan)* zitiert. Das Werk selbst ist verloren gegangen und blieb lediglich in Form von Zitaten erhalten. Immerhin wissen wir aus den Zitaten, dass es die erste Differenzierung von Katarakt, Glaukom und Erkrankungen des Augenhintergrunds sowie eine Beschreibung von je drei Hornhaut- und Bindehauterkrankungen enthält.

Zwei weitere wichtige Werke aus der Tang-Zeit sind die *Abhandlung des Longshu über die Augen (Longshu Yanlun)* mit einer Erwähnung von über 60 Augenerkrankungen und Behandlungsmethoden sowie die *Maßstäbe setzenden Gedichte des Liu Hao zu den Augen (Liuhao Yanlun Zhun De Ge)*. Auch diese sind leider verloren gegangen, hatten jedoch einen sehr großen Einfluss auf spätere Werke.

Etwas später, in der Nördlichen Song-Dynastie (960-1126 n. Chr.), wurde das Medizinsystem umstrukturiert. Das Oberste Medizinalamt unterteilte die gesamte Medizin in neun Abteilungen, von denen die Augenheilkunde eine bildete. So konnte sie sich eigenständig weiterentwickeln. Auch wenn heutzutage zusätzlich moderne Untersuchungsmethoden verwendet werden, basiert die chinesische Augenheilkunde immer noch auf den allgemeinen, traditionellen Grundlagen der chinesischen Medizin. Das beeinflusst auch die Qigong-Übungen für die Augen.

氣

Das Sehen

Sehen aus ganzheitlicher Sicht

»Wir sehen in weitem Umfang mit dem Geiste und nur teilweise mit dem Auge. Die Erscheinungen des Sehens hängen von der Deutung ab, die der Geist den Eindrücken auf der Retina gibt. Was wir sehen, ist nicht jener Eindruck, sondern unsere eigene Deutung desselben.«

(Dr. William H. Bates, Augenarzt)

Viele Optiker und Augenärzte gehen davon aus, dass wir mit den Augen als rein physisches Organ sehen. Der Prozess des Sehens wurde dabei lange als ein mechanischer Prozess dargestellt, bei dem Reize »einfach nur« über die Augen an das Gehirn weitergeleitet werden. Sehen ist allerdings viel mehr als das.

Denn das Gehirn verarbeitet die Eindrücke, die wir über die Augen aufnehmen. Der Grund: Wir müssen unsere Umgebung einschätzen, um so bei eventuellen Gefahren zeitnah handeln zu können. Die Art, wie wir sehen, verändert die Art und Weise, wie wir unsere Umwelt wahrnehmen und bewerten. Dabei sehen wir unsere Umgebung nicht wie sie ist, sondern wie *wir* sind. Dass das, was wir wahrnehmen und sehen, mehr durch unsere Ansichten und Einstellungen gegenüber unserer Umgebung beeinflusst wird als von unserer tatsächlichen physischen Sehkraft, ist wissenschaftlich nachgewiesen.

Wir projizieren stets unsere Einstellungen, Glaubenssätze, Konditionierungen und Muster nach außen – und das spiegelt sich unmittelbar im Sehvermögen wider. Sehen ist ein aktiver Prozess, der stark vom Geist und vom Bewusstsein beeinflusst wird. Sehen findet durch den ganzen Körper sowie durch das Energiefeld statt, das ihn umgibt.

Befindet man sich dauerhaft in einem Zustand von unverarbeiteter und unterdrückter Angst, Wut, Trauer, so mindert dies zweifellos die sinnliche Wahrnehmungs- und auch Sehfähigkeit. Viele Menschen lernen bereits in der Kindheit, Gefühle zu unterdrücken, anstatt ihnen Ausdruck zu verleihen. Der Körper drückt dann später aus, was Worte nicht mitgeteilt haben. Sprichwörter wie »Das ist mir ein Dorn im Auge«, »Ich war blind vor Wut« oder »Da sehe ich schwarz« kommen nicht von ungefähr. Das Sehvermögen kann beispielsweise geschwächt werden, wenn etwas in der Umgebung geschieht, das unangenehm ist oder den Menschen emotional überfordert. Dabei kann es sich sowohl um ein sehr intensives Einzelereignis als auch um einen länger anhaltenden Zustand handeln. Der Körper versucht mit dieser Reaktion dabei zu helfen, dass wir das Unerwünschte weniger intensiv wahrnehmen oder sogar dass wir es gar nicht mehr sehen müssen. Ein extremes Beispiel sind manche Kriegsüberlebende, die »erblindeten«, obwohl aus physischer Sicht die Augen »in Ordnung« waren. Man spricht in diesem Fall von psychogener Blindheit.

DIE BEDEUTUNG VON ÜBERZEUGUNGEN UND EMOTIONEN

Der Ausspruch, dass man nur das wahrnehmen und sehen könne, was man für möglich hält oder woran man glaubt, ergibt aus energetischer Sicht durchaus einen Sinn. Nicht nur, weil niemand Energie und Aufmerksamkeit auf etwas »verschwenden« würde, was er für unmöglich hält. Sondern auch, weil allein durch das Für-möglich-Halten auf gewisse Art Energie gebündelt und der Raum für eine Möglichkeit geschaffen wird.

Bitte halten Sie doch einmal für einen Moment inne und fragen Sie sich, ob Sie von tiefstem Herzen der Überzeugung sind, dass Sie Ihre Sehfähigkeit beeinflussen können. Dass Sie dieses Buch gekauft haben, zeigt im Grunde, dass ein Teil von Ihnen das sicherlich für möglich hält. Ich denke jedoch, dass diese Begründung zu kurz greift. Wenn Sie bei der Antwort kurz gezögert und mehrere Sekunden nachgedacht haben, ist es nicht unwahrscheinlich, dass dennoch einige Zweifel unter der Oberfläche vorhanden sind. Versuchen Sie, diese so gut wie möglich verblassen zu lassen – lesen Sie Fallgeschichten von Menschen, denen es gelungen ist, ihre Sehfähigkeit stark zu verbessern (oder zu verschlechtern). Machen Sie sich klar, wie stark Ihre eigenen Überzeugungen sind. Denn Überzeugungen filtern nachweislich unsere Erfahrungen und schränken uns so ein – ob bewusst oder unbewusst.

Der Psychiater Bennett G. Braun führte bereits vor knapp 30 Jahren ein Experiment durch, in dem er nachwies, dass Menschen, die an einer multiplen Persönlichkeitsstörung litten, starke Unterschiede in ihrer Sehfähigkeit aufwiesen – je nachdem, welche Persönlichkeit gerade aktiv war. Unterschiedliche Werte ergaben sich unter anderem für Augendruck und Hornhautverkrümmung.

Die multiple Persönlichkeitsstörung ist ein Beschwerdebild, an dem sehr klar wird, wie sehr der Geist den physischen Körper zu beeinflussen vermag. Um die Sehfähigkeit dauerhaft zu verbessern, reicht es aus meiner Sicht nicht aus, ausschließlich Augenübungen durchzuführen – so hilfreich sie sind. Wohlbefinden, Entspannung und ein Verändern von Denkgewohnheiten können einen weiteren großen Beitrag zur Verbesserung der Sehfähigkeit ausmachen. Aus ganzheitlicher Sicht ist die Sehfähigkeit eng mit der persönlichen Entwicklung verbunden und wird von ihr beeinflusst.

Der Augenarzt William Bates wies neben dem Zusammenhang von Emotionen und Augenbeschwerden auf einen weiteren Aspekt hin: die Entspannung. Sobald der Geist des Menschen sich entspanne, würden sich auch jegliche Augenbeschwerden bessern, sagte er. Diese Sicht vertritt auch die chinesische Medizin und unterstützt dies unter anderem mit Qigong-Übungen.

Sehhilfen – nicht immer nur nützlich

Sehprobentafeln, die aus mehreren, nach unten hin immer kleiner werdenden Buchstaben oder Mustern bestehen, sind ein verbreitetes Hilfsmittel zur Messung der Sehschärfe. Am Rand jeder Zeile steht hierbei ein Zahlenwert. Er gibt sowohl darüber Aufschluss, wie weit man sehen kann, als auch darüber, aus welcher Entfernung jemand mit »normaler Sehfähigkeit« die Buchstaben erkennen könnte. Während 6/6 demnach als normale Sehfähigkeit gedeutet wird, hieße 6/12, dass jemand mit normaler Sehfähigkeit die Buchstaben, die man aus sechs Metern Entfernung lesen kann, noch aus zwölf Metern Entfernung erkennen könnte. Entwickelt wurde dieses Testsystem von dem niederländischen Augenarzt Dr. Herman Snellen (1834-1908), der kurzerhand die Sehfähigkeit seines Assistenten maß und diese zum Maßstab für die Sehfähigkeit von Millionen Menschen machte.

Unnatürliche Sehbedingungen
Unsere Sehfähigkeit wird durch Sehprobentafeln und andere Tests nicht unter natürlichen Bedingungen gemessen. Es gibt etliche Fälle, bei denen die Testergebnisse, auf deren Basis eine geeignete Brillenstärke verschrieben werden soll, große Diskrepanzen zur Sehkraft im Freien und unter natürlichen Bedingungen zeigen.

DER ZWANG ZUM ZENTRALEN SEHEN

Zudem steht bei einer Untersuchung der Sehfähigkeit in der Regel das zentrale Sehen im Vordergrund. Unter zentralem Sehen versteht man das scharfe Einstellen der Augen auf ein Objekt, wodurch wir beispielsweise Eigenschaften und Details wie Struktur, Farbe etc. wahrnehmen können. Beim peripheren Sehen werden Eindrücke außerhalb eines Fixationspunktes wahrgenommen. Dieses Seitenblickfeld ist sehr weit und breit, und die Augen werden – je nachdem, was daraus interessant oder gefährlich erscheint – selbst entscheiden, auf was sie als Nächstes den Brennpunkt ihrer Aufmerksamkeit richten. So erweitert das periphere Sehen im wahrsten Sinne den Horizont.

Sehhilfen unterstützen das periphere Sehen leider nicht. Blickt man beispielsweise durch den optischen Mittelpunkt einer Brille, sieht man alles klar und scharf. Richtet man den Blick jedoch woandershin, verschwimmt das Bild, sodass die Augen automatisch zum optischen Mittelpunkt der Brillengläser zurückkehren. Genauer gesagt, zwingen Sehhilfen die Augen dazu, ihre Bewegungen einzuschränken und die Umgebung über einen einzigen festen Punkt in Ihrem Gesichtsfeld wahrzunehmen. Gefördert wird so die Fähigkeit zur Analyse und Beurteilung. Die Fähigkeit, alles als Einheit wahrzunehmen, wird hingegen gemindert.

Emotionale Effekte

Da die Emotionen eng mit Augenbewegungen zusammenhängen, wird der »Zwang zum zentralen Sehen« Sie auch auf Gefühlsebene beeinflussen. Denn je nachdem, auf welchen Teil Ihres Gehirns Sie zugreifen möchten, bewegen sich Ihre Augen in eine bestimmte Richtung. Die Richtung kann bei jedem anders sein, jedoch haben die meisten Menschen ein vorhersagbares Bewegungsmuster. Ist die Bewegung durch eine Sehhilfe eingeschränkt, wirkt sich das entsprechend auch auf der Gefühlsebene aus. Der Körper greift oftmals selbst auf diesen Mechanismus zurück und schränkt Augenbewegungen ein, um dadurch unangenehme oder schmerzhafte Erinnerungen und Erlebnisse »auszublenden«. Es ist jedoch etwas anderes, diesen Mechanismus durch Sehhilfen extra zu verschärfen und die Blockaden dadurch im Körper gespeichert zu halten oder gar neue entstehen zu lassen.

FOKUSSIEREN ODER UMFASSEND WAHRNEHMEN?

Augen können klarer sehen, wenn sie sich ständig bewegen und wenn sie sich an unterschiedliche Entfernungen und Lichtverhältnisse anpassen. Es ist natürlich für die Augen, ständig in Bewegung zu sein, und sie werden dies auch tun, wenn wir nicht von außen eingreifen und daran etwas ändern. Versuchen Sie einmal, Ihren Blick auf einen Punkt zu konzentrieren und dabei möglichst nicht zu blinzeln. Bewegen Sie die Augen nicht. Kinder spielen dieses Spiel recht gern – es ist jedoch kein Spiel, das ich Ihnen ans Herz legen möchte. Der Versuch soll Ihnen nur verdeutlichen, was mit Ihrem Gesichtsfeld passiert, wenn Sie nur auf einen einzelnen Punkt fokussieren. Wie Ihr Sichtfeld kleiner und womöglich auch etwas trüber wird? Merken Sie, wie sich dabei auch Ihre Atmung verändert? Oder sich Muskeln in einem Körperbereich stärker anspannen? Das zeigt, dass eine visuelle Einschränkung von unserem Körper-Geist-System in eine emotionale, mentale und energetische Einschränkung »übersetzt« wird.

Qigong für die Augen unterstützt Sie dabei, Ihre Umgebung umfassender wahrzunehmen, ohne sofort alles in den Fokus zu nehmen. Das Fokussieren auf etwas – die Bündelung der Aufmerksamkeit – schränkt nämlich die Wahrnehmung von allem anderen Vorhandenen stark ein, wie wir gerade gesehen haben.

Der analytische Fokus auf eine Sache ist ganz typisch für den heutigen Lebensstil. Das lässt sich, von den Augen ausgehend, auch auf unseren gesamten Alltag ausweiten. Unser Verstand versucht, jede Erfahrung und Begegnung zu kategorisieren. Das gibt uns das Gefühl von Sicherheit. Doch es ist wichtig, den Blick zu weiten und offenen Herzens durch das Leben zu gehen. Wir sollten uns nicht auf einen einzelnen Baum beschränken, wenn der ganze Wald vor uns liegt.

Ich möchte mich wirklich nicht gegen Sehhilfen aussprechen – sie können eine große und notwendige Hilfe im Alltag sein. Insbesondere im Straßenverkehr sind sie unverzichtbar und sollten nicht einfach so weggelassen werden. Dennoch würde ich mich freuen, wenn Sie die Frage im Hinterkopf behalten, inwiefern Ihnen eine Sehhilfe auf lange Sicht tatsächlich hilft. Denn unter Umständen erschwert sie es Ihnen, innere Konflikte zu lösen, indem sie Sie in Ihrem emotionalen Ausdruck und in Ihrer Wahrnehmung einschränkt.

DEN AUGEN SPIELRAUM GEBEN

In der Regel nimmt die Sehfähigkeit immer weiter ab, sobald man eine Sehhilfe verwendet. An den ungesunden Belastungen der Augen wird durch Sehhilfen nichts geändert. Trägt man Kontaktlinsen, können die Augen im Gegensatz zur Brille der festgeschriebenen Brennweite sogar noch weniger entkommen, da Kontaktlinsen in der Regel den ganzen Tag über getragen werden. Die Augen haben dadurch noch weniger Möglichkeiten zum peripheren Sehen.

Freiraum für die Augen

Eine Empfehlung für den Alltag kann es sein, sich eine Brille mit Gläsern anfertigen zu lassen, deren Stärke eine halbe bis eine Dioptrie unter der Verordnung liegt, und jeweils zu noch schwächeren Gläsern überzugehen, sobald sich Verbesserungen zeigen. Dies gibt den Augen etwas Spielraum zur positiven Veränderung.

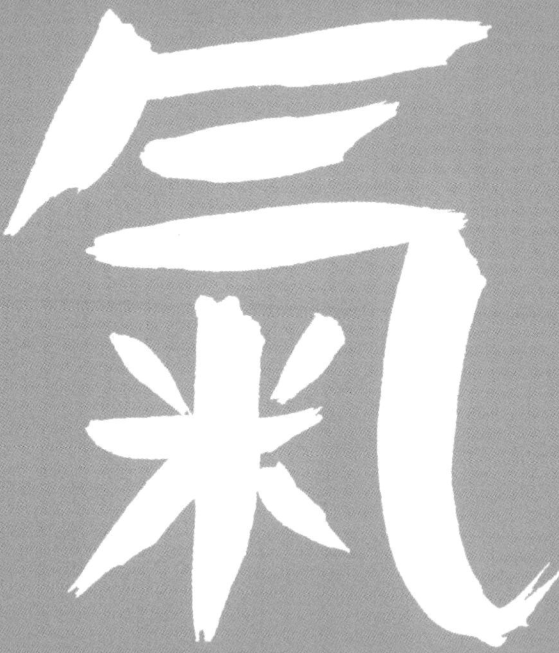
氣

Wissenswertes über unsere Augen

Auch wenn genaue anatomische Kenntnisse über die Augen für die Qigong-Übungspraxis nicht zwingend notwendig sind, möchte ich interessierten Lesern hier dennoch eine kurze Einführung geben. Denn das Organ, dem wir auf den kommenden Seiten unsere Aufmerksamkeit schenken möchten, ist außerordentlich faszinierend und komplex. Es kennenzulernen ist nicht nur interessant, sondern kann unter Umständen einen anderen Zugang zu dem Organ eröffnen und dadurch zu einer regelmäßigen Übungspraxis motivieren.

Anatomie und Funktionsweise der Augen

Welche wichtige Rolle die Augen in unserem Gesamtorganismus einnehmen, zeigt sich auch daran, dass nicht nur die Augen selbst, sondern auch rund ein Drittel unseres Gehirns am Sehvorgang beteiligt ist. Übrigens sind Augen und Gehirn unmittelbar miteinander verbunden – anatomisch gesehen sind die Augen echte »Außenstellen« des Gehirns.

Über die Augen das Gehirn jung erhalten

Alterungserscheinungen des Gehirns betreffen auch die Augen und umgekehrt. Vor dem Hintergrund der Neuroplastizität, also der Fähigkeit des Gehirns, sich stetig zu verändern und zu erneuern, spielen daher auch die Augen eine besondere Rolle. Gerade die Augenblicke, in denen wir nicht auf einen kleinen elektrischen Bildschirm in der Hand blicken, sind für unser Gehirn nützlich. Richten Sie Ihren Blick also lieber häufiger in die »tatsächliche« Welt: Ihr Gehirn, das durch diese vielfältigen visuellen Eindrücke mehr Anregungen bekommt, wird es Ihnen danken!

DER AUFBAU DES AUGES

Die Augenhöhle (Orbita) ist ein pyramidenförmiger knöcherner Hohlraum mit einer beinahe quadratischen Basis als Öffnung nach vorne. In dieser Augenhöhle liegt, seitlich und hinten dicht von Muskeln und Leitbahnen umgeben, der kugelförmige Augapfel (Bulbus oculi), der einen durchschnittlichen Durchmesser von circa 23 Millimetern aufweist. Die Augapfelwand besteht aus drei Schichten: der äußeren, der mittleren und der inneren Augenhaut. Schauen wir uns diese drei Schichten einmal genauer an.

ÄUSSERE AUGENHAUT

Die äußerste Schicht bildet die Lederhaut (Sklera, das »Weiße« der Augen), die vorne in die Hornhaut (Kornea) übergeht. Die Lederhaut macht dabei den größten Teil der Augenstruktur aus. An der sichtbaren Vorderseite wird sie bis etwas über den Hornhautrand zusätzlich von der Bindehaut bedeckt, welche das Auge vor äußeren Einflüssen schützt. Die Bindehaut zieht sich weiter über die Innenseiten der Augenlider, die auf diese Weise mit dem Augapfel verbunden sind. Die Hornhaut ermöglicht das Eindringen von Licht in das Auge. Sie enthält viele Nerven und ist daher empfindlich gegenüber Berührungen und Fremdkörpern.

MITTLERE AUGENHAUT

In der mittleren Augenhaut befinden sich die Aderhaut, der Ziliarkörper sowie die Iris. Die Aderhaut liegt der Lederhaut innen an und enthält – wie der Name schon sagt – viele Blutgefäße, die das Auge versorgen. Dadurch, dass die Aderhaut schwarz pigmentiert ist, verhindert sie Lichtreflexionen im Inneren des Augapfels. Nach vorne hin geht die Aderhaut in den Ziliarkörper und dann in die Regenbogenhaut (Iris) über. Der Ziliarkörper ist ein Muskel mit Bindegewebsfortsätzen, mit dessen Hilfe die Augenlinse auf scharfes Sehen eingestellt werden kann (Akkommodation). In den Bindegewebsfortsätzen wird zudem das Augenkammerwasser gebildet. Die pigmentierte Iris schließlich verleiht dem Auge nicht nur seine Farbe. Wie eine Kamerablende kontrolliert sie vor allem die Lichtmenge, die durch Pupille und Augenlinse in das Auge gelangt. Hierzu zieht sich die Iris bei hellem Licht zusammen, bei schwachen Lichtverhältnissen weitet sie sich.

INNERE AUGENHAUT

Die innere Augenhaut besteht aus der Netzhaut (Retina) und dem sogenannten Pigmentepithel, das wie die Aderhaut auch eine unerwünschte Lichtstreuung verhindert. Gleichzeitig findet im Pigmentepithel auch ein wichtiger Stoffaustausch mit den Fotorezeptoren statt. Die Netzhaut kleidet das Auge innen aus – in ihr wird das eintreffende Licht in Nervenimpulse umgewandelt. Dazu enthält sie ein ganzes Netzwerk an Sinneszellen (Fotorezeptoren), Stäbchen und Zapfen genannt: Grob gesagt sind die Stäbchen für das Dämmerungssehen zuständig, die Zapfen für das farbige Sehen bei Tageslicht. In den Fotorezeptoren befinden sich Sehpigmente, die in der Lage sind, Licht in Nervenimpulse umzuwandeln. Die Stelle der Netzhaut, an welcher der Sehnerv nach hinten das Auge verlässt, wird als »blinder Fleck« bezeichnet. Etwa vier Millimeter darüber befindet sich die Makula (»gelber Fleck«), in deren Zentrum sich wiederum die Fovea centralis, die Stelle des schärfsten Sehens, befindet.

SEHNERV UND MUSKELAPPARAT

Der Sehnerv stellt die Verbindung zum Gehirn her und leitet die aus den Fotorezeptoren eintreffenden Informationen dorthin weiter. Er beginnt in der Netzhaut und tritt zusammen mit Blutgefäßen im hinteren Bereich des Auges aus dem Augapfel aus. Bei einem Glaukom (siehe Seite 27) ist dieser Nerv geschädigt.

Gerade und schräge Muskelbänder halten und formen den Augapfel und können diesen sowohl in die Länge ziehen als auch verkürzen. Die Augenmuskeln reagieren auf emotionale Spannungen und beeinflussen so das Sehen. Sie können diese Effekte mindern, wenn Sie die Muskelbänder lockern – dazu dienen einige der später beschriebenen Übungen.

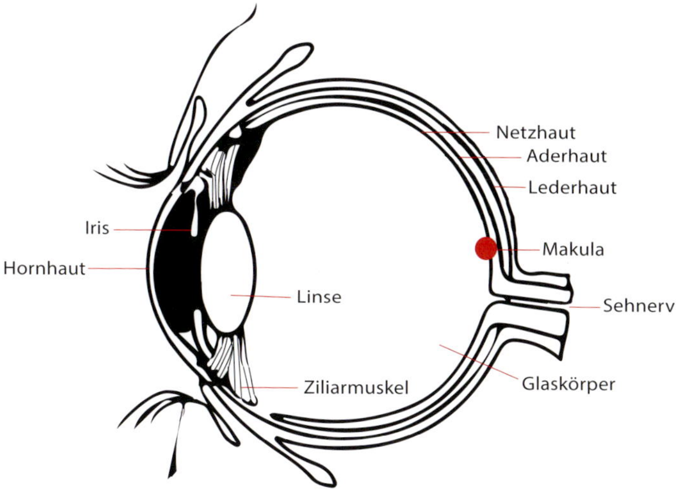

Häufige Augenbeschwerden

KURZSICHTIGKEIT

Kurzsichtigkeit zeichnet sich dadurch aus, dass Objekte in der Ferne nur unscharf erkannt werden können. In der Regel hat sich der Augapfel verlängert, wodurch der Brennpunkt der eintreffenden Lichtstrahlen vor der Netzhaut liegt. Zu möglichen Ursachen liegen verschiedene Erklärungsansätze vor. Meist wird eine Überbeanspruchung im Nahbereich angenommen. In der traditionellen chinesischen Medizin (TCM) geht man bei Kurzsichtigkeit stets von einem Mangel an Leber-(Yang-)Qi aus.

WEITSICHTIGKEIT

Bei Weitsichtigkeit erkennt man Objekte in der Nähe nur unscharf. Bei einer herkömmlichen Weitsichtigkeit ist der Augapfel zu kurz, sodass die Lichtstrahlen ihren Brennpunkt »hinter« der Netzhaut hätten. Bei der sogenannten Altersweitsichtigkeit liegt eine abgeschwächte Akkommodation vor.

Meist ist auch die Elastizität der Linse verringert. Aus chinesischer Sicht liegt bei Weitsichtigkeit eine Stagnation von Leber-(Yin-)Qi vor.

HORNHAUTVERKRÜMMUNG (STABSICHTIGKEIT, ASTIGMATISMUS)

Normalerweise ist die Hornhaut des Auges gleichmäßig in alle Richtungen gewölbt. Ist diese Wölbung jedoch nicht eben, wird das Licht nicht korrekt gebrochen. Durch diesen Brechungsfehler werden punktförmige Objekte strichförmig abgebildet. Das führt zu einer verschwommenen Sicht.
Die konventionelle Medizin beschreibt alle Formen dieses Beschwerdebildes zusammengefasst als Krümmungsanomalie der Hornhaut, die durch Spannung und Druck auf den Augapfel verursacht wird. Im östlichen Denken kommt hinzu, dass das flexible Hornhautgewebe persönliche Stress- und Emotionsmuster widerspiegelt. Stehen die Augenmuskeln unter zu starker Anspannung, kann dies eine Hornhautverkrümmung begünstigen. In meinen Seminaren beschreibe ich es so, als ob man an den vier Ecken eines Tuches zieht: Wird dabei an einer Stelle zu stark gezogen, bewegt sich das Tuch zu stark in eine Richtung. Wenn Sie sich vorstellen, dass die oberen und unteren geraden Augenmuskeln unter ständiger starker Anspannung stehen, ist es wahrscheinlich, dass sich die Hornhaut in der Vertikale stärker krümmen und seitlich abflachen wird – ähnlich dem Tuch in unserem Beispiel.

Augenmuskeltest

Stellen Sie fest, welche Muskeln bei Ihnen verspannt sind: Sehen Sie sich die großen Abbildungen der beiden Bilder rechts auf den Seiten 126 und 127 aus unterschiedlichen Entfernungen an (oft ist der Astigmatismus nur in einer bestimmten Entfernung vorhanden, also im Nah- oder im Fernbereich). Die Abbildungen können Sie später weiterverwenden, um Ihre Sehfähigkeit und Ihre Fortschritte zu überprüfen.

Wenn Sie einen der Kreise auf Bild 1 oder eine der Linien auf Bild 2 als dunkler oder weiter entfernt als die anderen wahrnehmen, ist dies ein Hinweis auf eine Hornhautverkrümmung.
Für eine der wichtigsten Übungen bei Hornhautverkrümmung halte ich das Trainieren beziehungsweise Entspannen der äußeren Augenmuskeln (z. B. Übung *Entspannen der Augenmuskeln*, Seite 53).

Bild 1

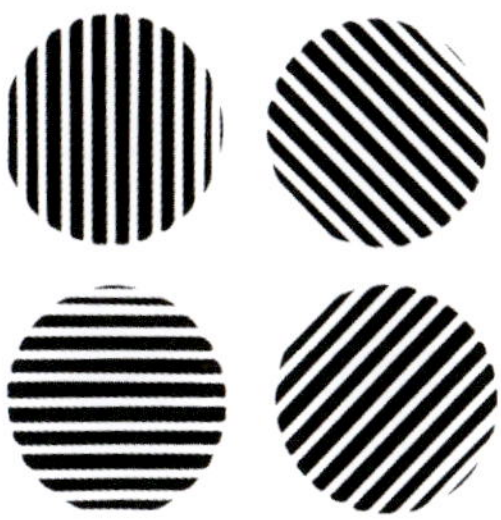

Bild 2

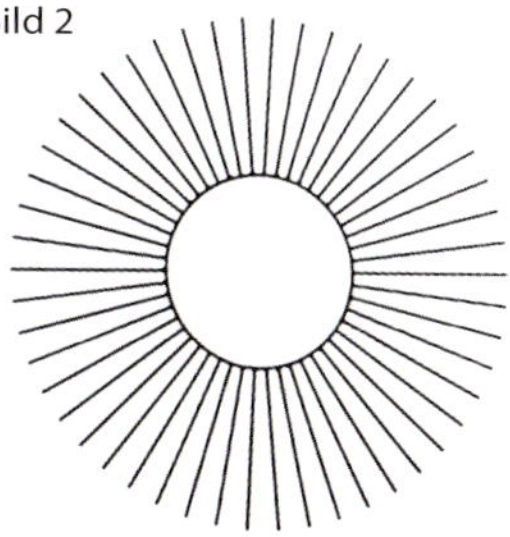

GRÜNER STAR (GLAUKOM)

Beim grünen Star handelt es sich um eine Sammelbezeichnung für verschiedene Erkrankungen, bei denen der Sehnerv und/oder die Netzhautzellen geschädigt sind. Erkennbar sind Veränderungen am Sehnervenkopf, also dort, wo der Sehnerv in den Augapfel eintritt. Dadurch kommt es zu Gesichtsfeldausfällen bis hin zur Blindheit.
Lange vermutete man, dass allein ein erhöhter Innendruck des Auges die Ursache für die Sehnervenschäden sei. Der amerikanische Augenarzt Dr. Alan Robin ist einer der Ärzte, die darauf hinwiesen, dass dies nicht zwangsläufig der Fall sein müsse: Viele Glaukom-Patienten hätten einen normalen Augendruck. Studien anderer Wissenschaftler bestätigten seine Aussage. Eine Ursache, die zu grünem Star führt, ist der schlechte Abfluss von Kammerwasser, wenn der sogenannte Schlemm-Kanal verstopft ist, oder auch eine mangelnde Durchblutung des Sehnervs, die unter anderem durch Stress verursacht werden kann.

Die chinesische Medizin empfiehlt, beim Glaukom vor allem die Leber- und Nierenenergie zu stärken sowie die Entspannung, Beweglichkeit und Durchblutung der Augen zu fördern.

GRAUER STAR (KATARAKT)

Ein grauer Star bezeichnet eine Trübung der Augenlinse. Dabei können unterschiedliche Faktoren eine Rolle spielen, so beispielsweise Augenverletzungen, Traumen, ungünstige Ernährung, Stoffwechselstörungen, Beschwerdebilder wie Diabetes mellitus oder die langjährige Einnahme bestimmter Medikamente.
Aus Sicht der chinesischen Medizin kann die Ursache in einer Schwächung der Leber- und Nierenenergie oder in einer Schwächung der Milz- und Magenenergie liegen.

MAKULADEGENERATION

Bei einer Makuladegeneration unterscheidet man im Wesentlichen zwischen einer trockenen und feuchten Form. Diese Unterscheidung findet man auch in der chinesischen Medizin. Auch wenn die Makula in einem besonderen Verhältnis zur Milzenergie steht (und ein geschwächtes Qi von Milz und Nieren dieses Beschwerdebild begünstigen kann), kann eine altersbedingte Veränderung der Makula ebenso gut mit einer schwachen Leber- und Nieren-(Yin-)Energie zusammenhängen, die eine Befeuchtung der Augen behindert.

KRANKHEITSBEGÜNSTIGENDE FAKTOREN

Begünstigt werden können all diese Beschwerdebilder unter anderem durch Überarbeitung, Verspannungen im Schulter- und Nackenbereich, schlechte und unausgewogene Ernährung (siehe Seite 110), Schwermetallvergiftungen, Herzschwäche oder schwächende Emotionen (siehe Seite 12 f., 112). Zudem »altern« unsere Augen, wenn die Durchblutung mit den Jahren schwächer wird. Dadurch werden sie mit weniger Energie (Qi),

Sauerstoff und Nährstoffen versorgt. Auch die Essenz der sogenannten Nierenenergie, die unter anderem Regenerationsprozesse des Körpers unterstützt, wird mit dem Alter verbraucht, was Augenbeschwerden begünstigt. Dem können Qigong-Übungen entgegenwirken.

Energieleitbahnen mit Bezug zu den Augen

Die alles durchdringende und vitalisierende Lebenskraft wird in China als Qi bezeichnet. Sie fließt auf Energieleitbahnen (Meridianen) durch unseren Körper. Das wird gut nachvollziehbar, wenn man sich die Organe als Städte und die Leitbahnen als Flüsse oder Landstraßen vorstellt. Sie verbinden die Städte miteinander und durchfließen und nähren das ganze Land – den Körper – wie in einer Endlosschleife. Diese Leitbahnen sind festgelegt und bei jedem Menschen in gleicher Weise vorhanden. Energetisch sind sie eng miteinander verwoben und einige hochrangige Wissenschaftler vertreten die Meinung, dass sie die elektromagnetischen Prozesse des Körpers steuern. Sind die Bahnen blockiert, kann die Lebenskraft Qi nicht richtig fließen und der Körper wird nicht ausreichend mit Energie versorgt. Entstehen können solche Blockaden unter anderem durch ungünstige Ernährung, schädigende Emotionen und klimatische Bedingungen.

Zwölf Hauptmeridiane

Man unterscheidet zwölf Hauptmeridiane mit kleineren Abzweigungen. Sie alle verlaufen symmetrisch im Körper. Ihnen sind die wichtigsten Organe zugeordnet.

LEBERMERIDIAN UND AUGEN

Die Augen werden klassischerweise dem Lebermeridian zugeordnet. Vielleicht haben Sie diesen Zusammenhang sogar schon einmal am eigenen Leibe erfahren: Wenn man, zum Beispiel an einem Geburtstag oder zu Silvester, mehr Alkohol als gewöhnlich getrunken und damit die Leber gefordert hat, kann es sein, dass sich das in der Sehfähigkeit bemerkbar macht. Das Gleiche kann bei Entgiftungskuren passieren, wenn man diese zu intensiv durchführt.

In der Tat hat der Lebermeridian und damit auch das Organ Leber eine sehr enge Verbindung zu den Augen. Die Emotionen Wut, Ärger und Zorn, die der Leberenergie zugeordnet werden, sind die emotionalen Zustände, welche die Augen am stärksten schwächen und schädigen.

ANDERE MERIDIANE UND AUGEN

Es ist jedoch keinesfalls so, dass nicht auch andere Meridiane wichtig für die Augen wären. Im Gegenteil – auch wenn primär die Leberenergie mit Augenbeschwerden in Verbindung gebracht wird, sind auch andere Meridiane und Organe mit den Augen verbunden und beeinflussen unser Sehvermögen. Akupunkturpunkte, die auf diesen Meridianen liegen und über die man das Sehvermögen direkt beeinflussen kann, finden Sie im Übungsteil ab Seite 94. Schon an dieser Stelle möchte ich dazu einige Hinweise und einen kleinen Überblick geben.

In einem der frühen klassischen Werke zur traditionellen chinesischen Medizin, dem sogenannten *Inneren Klassiker des gelben Kaisers*, findet man eine Zuordnung von Meridianen und Organen zu den einzelnen Strukturen des Auges. So sind die Nieren der Pupille, die Leber der Iris, das Herz dem Augeninnenwinkel, die Milz dem Oberlid, der Magen dem Unterlid und die Lunge der Sklera zugeordnet. Zusätzlich besteht eine direkte Verbindung zwischen den Augen und den Meridianen, die durch die Augen und um diese herum führen, so beispielsweise zum Dreifach-Erwärmer, dem Gallenblasen- oder dem Blasenmeridian.

ENERGIEUNGLEICHGEWICHTE ERKENNEN

Energieungleichgewichte in diesen oder anderen Meridianen und Organen können Augenerkrankungen begünstigen. So kann ein Yang-Mangel im Herzmeridian eine Makuladegeneration begünstigen. Ein Ungleichgewicht im Milz- oder Lungenmeridian kann trockene Augen oder eine übermäßige Tränenproduktion verursachen, und ein Yin-Mangel im Nierenmeridian vermag grauen Star zu fördern. Bei grauem Star und trübem Glaskörper ist die Behandlung der Nieren- und Leberenergie wichtig. Glaukome und ein erhöhter Augendruck deuten auf eine Stagnation von Flüssigkeit hin, genauer auf eine Leber- und Nieren-(Yin-)Stagnation. Bei Hornhautbeschwerden wiederum, wie beispielsweise einer Hornhautverkrümmung, empfiehlt es sich, neben der Leber- auch die Lungen- und Nieren-(Yin-)Energie zu stärken, da in der Regel ein Lungen- und Nieren-(Yin-)Mangel vorherrscht.

Wenn man Veränderungen an den Augen bemerkt, kann das einen Hinweis darauf liefern, dass in einem bestimmten Meridian ein Energieungleichgewicht herrscht. Gleiches gilt, wenn der Körper empfindlich an Stellen reagiert, an denen der jeweilige Meridian verläuft. So kann man bereits vorbeugend den jeweiligen Meridian oder das dazugehörige Organ stärken, bevor daraus überhaupt ein Augenproblem oder gar eine Erkrankung entsteht.

Ist beispielsweise der Augenwinkel rot und irritiert oder erscheint ungewöhnlich blass und eingefallen, empfiehlt sich eine Stärkung der Herzenergie. Ist das obere und/oder untere Augenlid geschwollen, dies deutet möglicherweise auf ein Energieungleichgewicht der Milzenergie hin. Augenbeschwerden sollten also niemals als isoliertes Problem betrachtet werden, welches nur den Bereich der Augen betrifft. Vielmehr muss man stets den Zusammenhang betrachten und den ganzen Körper mit einschließen: Stärkt man beispielsweise entsprechende Organe über die Ernährung (etwa Löwenzahn, Mariendistel, bittere Salatsorten etc. für die Leber), unterstützt man damit auch die Sehfähigkeit.

ORGANE UND EMOTIONEN

Die einzelnen Organe werden auf energetischer Ebene außerdem Emotionen zugeordnet. Wut und Zorn schwächen die Leberenergie, was zu schwarzen Flecken im Sichtfeld führen kann. Kurzsichtigkeit und Weitsichtigkeit werden mit einem Leber-Qi-Mangel in Verbindung gebracht, wobei auch die Muskelfasern miteinbezogen werden. Interessanterweise wird das Leber-Qi auch damit in Verbindung gebracht, Situationen und Umstände klarer zu sehen und Wichtiges von Unwichtigem zu unterscheiden. In diesem Ansatz geht man davon aus, dass es Kurzsichtigkeit begünstigt, wenn man sich nicht mit der Zukunft beschäftigen möchte. Entsprechend wird Weitsichtigkeit durch den Versuch gefördert, Dingen auszuweichen, die direkt vor einem liegen.

Exzessive Freude, die mit einer Übererregung einhergeht, schwächt die Herzenergie und die Blutzirkulation. Kurzfristig kann sie Schwierigkeiten beim Fokussieren bewirken. Starker Kummer und unverarbeitete Trauer, die mit der Lungenenergie in enger Verbindung stehen, können zu grauem Star sowie geschwollenen Augen führen.

Es würde den Umfang dieses Buches sprengen, die Zusammenhänge zwischen Emotionen und Augenproblemen detailliert darzustellen. Behalten Sie jedoch bitte Folgendes im Hinterkopf: Ihre Sehfähigkeit wird nicht nur durch Glaubenssätze und Einstellungen, sondern sehr stark auch von Ihren Emotionen und Ihrer Ernährung beeinflusst. Hier können Sie unterstützend ansetzen, wenn Sie Ihre Sehfähigkeit auf ganzheitliche Art und Weise verbessern möchten.

氣

Übungsgrundlagen

Übungshäufigkeit und -intensität

Die Übungen, die ich im Folgenden für Sie beschreibe, können Sie im Grunde so oft ausführen, wie Sie möchten. Versuchen Sie dabei jedoch, auf Ihr Gefühl zu achten. Dies ist vor allem dann wichtig, wenn Sie einzelne Akupunkturpunkte behandeln. Hier gilt es, darauf zu achten, die Punkte nicht zu überstimulieren. Es gilt nicht (!): »Je mehr, desto besser.«

Die Empfehlung bei den anderen Übungen richtet sich wiederum nach dem Beschwerdebild. So reicht beispielsweise bei Kurzsichtigkeit oft eine kürzere Übungspraxis aus als bei Erkrankungen des Sehnervs, um erste Verbesserungen wahrzunehmen – wobei dies natürlich nur eine allgemeine Tendenz ist und die Vorgaben immer individuell betrachtet werden müssen. Versuchen Sie daher zu hören, was Ihr Körper Ihnen »sagt«, und richten Sie sich nach Ihrer eigenen Wahrnehmung.

Die Übungen unterstützen ungemein dabei, die Lebensenergie Qi zu den Augen zu bringen. Jedoch wird die Sehfähigkeit auch von einem guten körperlichen, emotionalen und seelischen Gesamtzustand unterstützt. Ist die Gesamtenergie des Übenden weniger stark und vital, wird es naturgemäß schwierig, Energie zu den Augen zu bringen. Achten Sie daher auch immer auf eine möglichst gesunde Lebensweise. Dies sollten Sie vor allem dann berücksichtigen, wenn sich unmittelbar nach den Übungen eine Verbesserung einstellt, diese im Anschluss aber wieder etwas nachlässt. Wenn Sie Beschwerden langfristig beheben möchten, ist es wichtig, dass Sie auch die Umstände und Ursachen auflösen, die zu ihnen geführt haben.

Falls die Augen während oder kurz nach den Übungen zu tränen beginnen, ist dies keine ungewöhnliche Reaktion und in der Regel ein durchweg positives Zeichen: Durch die Übungen findet oftmals eine Selbstreinigung der Augen statt, die die Regenerierung der Augen fördert. Versuchen Sie, vor allem jene Übungen, bei denen diese Reaktion oder aber ein Kribbeln, Ziehen oder leichtes Stechen auftritt, möglichst locker und entspannt auszuführen. Je weniger angestrengt und fixiert die Übungen umgesetzt werden, desto schneller und stärker werden sich auch Fortschritte bemerkbar machen.

Tipp: Sehtafel
Mit einer Sehtafel können Sie Ihre Übungspraxis begleiten und Ihre Fortschritte kontrollieren. Eine Tafel zum kostenlosen Download steht Ihnen unter www.irisiana.de/qigong-augen zur Verfügung.

Übungsabfolge

VORÜBUNG

Die Vorübung dient dazu, Geist und Körper in einen ruhigen und entspannten Zustand zu bringen, damit das in der Hauptübung aktivierte Qi besser fließen kann. So entfaltet sich die beabsichtigte Wirkung optimal. Auch kann man mit ruhigem Geisteszustand besser eventuelle Energieungleichgewichte wahrnehmen, um diese anschließend möglichst effektiv aufzulösen.

Bedenken Sie, dass sich Geist und Körper stets gegenseitig beeinflussen. Sobald Ihr Körper entspannt ist, wird auch Ihr Geist immer ruhiger. Ein ruhiger Geist fördert wiederum die Entspannung von Muskeln und Sehnen und bewirkt ruhigere und tiefere Atemzüge.

Als Vorübung können Sie im Grunde auf alle Ihnen bekannten Entspannungsmöglichkeiten zurückgreifen. Eine Möglichkeit ist es, sich vorzustellen, man säße unter einem warmen Wasserfall oder einer warmen Dusche. Versuchen Sie zu spüren, wie das Wasser sanft vom obersten Punkt Ihres Kopfes den Körper entlang nach unten gleitet. Spüren Sie dabei das Wasser auf dem Gesicht, zwischen den Fingern bis hinunter zu den Zehen. Lassen

Sie es an allen vier Körperseiten sanft hinunterfließen und spüren Sie, wie sich Verspannungen lösen – wie sie von dem Wasser aufgesaugt und sanft durch die Fußsohlen aus dem Körper geschwemmt werden. Diese Visualisierungsübung können Sie gut auch separat tagsüber praktizieren, um sich beispielsweise zwischen Terminen zu entspannen. Alternativ können Sie auch einfach die Augen schließen und bewusst mehrere langsame und tiefe Atemzüge durchführen. Legen Sie dabei vielleicht eine Hand auf Ihren Bauch und versuchen Sie, darauf zu achten, wie sich die Hand bei Ihren Atemzügen bewegt.

HAUPTÜBUNGEN

Die Hauptübungen können Sie in beliebiger Reihenfolge und Anzahl anwenden. Am besten ist es, die Übungen im Sitzen auszuführen und darauf zu achten, die Ellenbogen auf einem Tisch oder einer anderen Unterlage aufsetzen zu können. Dadurch können Sie während der Übungen besser entspannen sowie Schultern und Nacken möglichst locker lassen.

Unterschieden werden die Übungen in bewegte und stille Formen sowie Massageübungen. Darüber hinaus gibt es einige Zusatzübungen (siehe Seite 41), die Ihnen den engen Zusammenhang zwischen Sehfähigkeit und Emotionen (und anderen wichtigen Aspekten) verdeutlichen sollen. Aus meiner Erfahrung erzielt man die schnellsten Erfolge, wenn man die Zusatzübungen mit den Hauptübungen kombiniert.

Der Kopf sollte während der Übungen stets aufrecht gehalten werden und gedanklich an seinem obersten Punkt »am Himmel aufgehängt« sein. Dies sorgt für eine Haltung der Wirbelsäule, die ein Aufsteigen des Qi im Körper ermöglicht. Bedenken Sie, dass der Mensch ein Energiekörper ist und daher wie eine Batterie zwei Pole benötigt, damit Energie in ihm fließt. Diese zwei Pole sind in unserem Fall die Himmelsenergie (Yang), die über den obersten Punkt des Kopfes, und die Erdenergie (Yin), die über zwei Punkte auf der Fußsohle, die sogenannte »sprudelnde Quelle«, aufgenommen wird.

Tipp: Richtig atmen
Atmen Sie natürlich, stetig aufeinanderfolgend und sanft fließend ein und aus. Vermeiden Sie zu schnelles und unregelmäßiges Atmen und atmen Sie nicht bis zum Anschlag.

Ablenkungen von der Übungspraxis kommen nicht nur von innen in Form von Gedanken. Sorgen Sie am besten dafür, ungestört zu sein, und schalten Sie Telefon und andere elektrische Geräte aus. In der daoistischen Lehre findet man oft den Begriff der »fünf Diebe«. Gemeint sind hiermit Augen, Ohren, Nase, Zunge und Körper, durch die der Mensch Eindrücke wahrnimmt – diese können ihn so sehr in Bann ziehen, dass er seine Aufmerksamkeit nach außen richtet. Sobald dies geschieht, mindert sich die Verbindung mit dem Selbst, der Körper verliert Energie und wird geschwächt. Nehmen Sie daher Geräusche oder optische Eindrücke während der Übung lediglich wahr, aber konzentrieren Sie sich nicht auf sie. Bleiben Sie bei sich. Wenden Sie sich keinen Geräuschen zu und fixieren Sie nichts mit Ihrem Blick, wenn Sie die Übungen mit offenen Augen durchführen. Mit der Zeit wird es Ihnen gelingen, aufmerksam, wach und eins mit der Übung zu sein, sodass äußere Einflüsse Sie nicht mehr stören oder ablenken. Dies ist insbesondere bei den stillen Übungen von Bedeutung.
Empfehlenswert ist es, verstärkt diejenigen Hauptübungen auszuführen, mit deren korrekter Ausführung Sie anfangs Schwierigkeiten haben. Schwierigkeiten oder ein unangenehmes Gefühl treten oftmals dann auf, wenn in dem entsprechenden oder dazugehörigen Körperbereich ein Energieungleichgewicht herrscht. Manchmal ist es daher sinnvoll, besonders die Übungen zu machen, die einem nicht so viel Spaß bereiten – meistens sind sie es, die Blockaden lösen können.
Orientieren Sie sich bei der Auswahl der Übungen an der Liste auf Seite 116, die nach Beschwerden sortiert ist. Zusätzlich ist es sinnvoll, die Beschreibung der Akupunkturpunkte ab Seite 94 durchzugehen und die Stellen zu

massieren, die mit Ihren Problemen in Verbindung stehen. Das Massieren der Punkte können Sie auch an jemand anderem durchführen. So kann man ältere Menschen oder Kleinkinder unterstützen, wenn ein selbstständiges Üben nicht möglich ist. Ansonsten können Sie alle Übungen beliebig oft in beliebiger Reihenfolge durchführen. Empfehlenswert ist ein kombiniertes Programm aus bewegten und stillen Übungen. Die Zusammenstellung ist jedoch ganz Ihrem eigenen Gefühl überlassen. Achten Sie darauf, dass Ihre Hände und Beine während der Übung nicht verschränkt sind, da dies den freien Energiefluss behindern kann.

NACHÜBUNG

Die Nachübung bildet den Abschluss jeder Übungsfolge. Sie ist wichtig, da sich durch sie das während der Übung aktivierte Qi im Körper »setzen« und seine Wirkung entfalten kann. Letztere ist weniger intensiv, wenn die Nachübung ausgelassen wird.

Die Nachübung beginnt mit dem inneren Vorsatz, das Üben abzuschließen. Dies ist vom energetischen Standpunkt aus wichtig, weil hiermit die Vorstellung gezielt von der Übung und ihren Wirkungen abgezogen und auf den Abschluss und das Sammeln des Qi gerichtet wird.

Atmen Sie anschließend sanft ein und aus, während Sie sich einen Ball oder eine Lotosblüte vorstellen, die etwa zwei Daumenbreit unter dem Bauchnabel und etwa sechs Zentimeter im Körperinneren liegt: Der Ball oder die Blüte dehnt sich in Ihrer Vorstellung mit den Atemzügen sanft in alle Richtungen aus und fällt dann wieder in sich zusammen. Während der Monatsblutung und Schwangerschaft konzentrieren Sie sich stattdessen auf die Mitte des Brustkorbs. Selbst wenn die Nachübung nur ganz kurz gehalten wird, sollte sie nie ganz vernachlässigt werden.

Zusatzübungen

Neben den Hauptübungen, die unter anderem auf körperlicher Ebene für einen Energieausgleich sorgen und dadurch die Sehfähigkeit unterstützen und stärken, bieten sich die folgenden Zusatzübungen als Ergänzung an, um weitere fördernde Aspekte zu beleuchten. Sie können sie zu beliebiger Zeit und in beliebigem Umfang in die Übungspraxis einbauen.

AUGENBEWEGUNGEN

Setzen Sie sich bequem auf einen Stuhl und entspannen Sie sich so gut wie möglich. Führen Sie einige tiefe und langsame Atemzüge durch und legen Sie Ihre Sehhilfe ab, sofern Sie eine besitzen. Wenn Sie möchten, können Sie sich für die folgende Übung ein Blatt Papier und einen Stift für eventuelle Notizen zur Seite legen. Oder Sie notieren sich Bemerkungen direkt in dieses Buch.
Sobald Sie das Gefühl haben, dass Sie möglichst entspannt sind, lesen Sie sich die folgenden Fragen durch. Beobachten Sie dabei, in welche Richtung sich Ihre Augen spontan bewegen (nach oben, nach rechts, diagonal nach oben-rechts, unten, links etc.), während Sie die Fragen beantworten. Notieren Sie sich die Richtung.

- Welche Farbe hatte Ihr erstes Fahrrad?
  ____
- Welchen Geschmack hat eine Himbeere?
  ____
- Welchen Duft hat eine Meeresbrise?
  ____
- Wie fühlt es sich an, über eine flauschige Decke zu streichen?
  ____
- Wie sah Ihre Grundschullehrerin in der ersten Klasse aus?
  ____

- Was haben Sie heute Morgen gefrühstückt?

  ___

- Wie hört sich die Stimme Ihres besten Freundes oder Ihrer besten Freundin an?

  ___

- Wie würde Ihre Mutter mit knallrosa Haaren aussehen?

  ___

Gerne können Sie diese Übung auch zu zweit durchführen: Lesen Sie dazu Ihrem Gegenüber die Fragen (oder ähnliche Fragen) vor und beobachten Sie dabei die Augenbewegungen. Sie werden merken, dass jede Frage eine bestimmte Augenbewegung auslöst – je nachdem, auf welchen Teil des Gehirns man zugreifen möchte. Ein paar zusätzliche Informationen zu diesem Aspekt finden Sie im Abschnitt *Sehhilfen – nicht immer nur nützlich* auf Seite 14.

WURZELN

Das menschliche Auge ist wie jedes andere Organ ein Sprachrohr der Seele. Gehen Sie in Gedanken Ihren Alltag durch und versuchen Sie sich zu erinnern, wann Ihre Sehfähigkeit besser oder schlechter ist. Notieren Sie sich die Antwort, wenn Sie möchten.

Wenn Sie eine Sehhilfe tragen, versuchen Sie sich zu erinnern, welche Ereignisse kurz zuvor in Ihrem Leben stattgefunden hatten, als Ihre Sehfähigkeit abnahm. Gab es familiäre Probleme? Gab es Probleme bei der Arbeit oder in der Schule?

Wodurch wurde Ihrer Meinung nach der gegenwärtige Zustand Ihrer Augen verursacht? Bedenken Sie, dass Sie allem, was Sie wahrnehmen, automatisch eine Bedeutung zumessen. Das, was wir sehen, ruft Erinnerungen hervor, auch wenn sich vieles sehr schnell abspielt. Diese Erinnerungen sind eng gekoppelt mit Gefühlen, Überzeugungen und Glaubenssätzen.

Energie folgt der Aufmerksamkeit. Für eine volle Sehfähigkeit ist eine offene Haltung gegenüber der Welt wichtig, die Sie umgibt. Gleiches gilt für eigene Glaubenssätze: Wenn Sie denken und sich innerlich vorsagen, Sie könnten nur über eine bestimmte Distanz gut sehen, wird die Energie auch nur für diese Distanz ausreichen.

Sehen ist aus meiner Sicht keine präzise Wissenschaft, die man in Formeln packen kann. Der komplexe Prozess des Sehens ist nicht eins zu eins von einem Menschen auf den anderen übertragbar. Man kann ohne Weiteres die Wellenlänge von Licht messen – doch wie die Augen zweier Personen Farben wahrnehmen, kann nicht so einfach gemessen werden. Noch weniger einheitlich ist es, wie das Gesehene interpretiert wird. Sehen ist etwas sehr Subjektives. Und eben deswegen auch etwas sehr Faszinierendes und Wunderbares. Die Verbesserung Ihrer Sehfähigkeit umfasst nicht nur das Auge im anatomischen Sinn: Die Reise wird Sie auch in Ihrer Persönlichkeit und Ihrer Aufmerksamkeit positiv verändern. Stellen Sie sich daher die oben genannten Fragen in regelmäßigen Abständen. So lange, bis Sie keine Sehhilfe mehr benötigen.

KRÄFTEMESSEN

Die folgende Übung soll Ihnen zeigen, wie sehr sich die Sehfähigkeit auf den ganzen Körper und die Mobilisierung von Kraft auswirkt. Die Übung wird zu zweit ausgeführt.

Stellen Sie sich bequem mit offenen Augen hin und strecken Sie einen beliebigen Arm waagerecht zum Boden aus. Ihr Gegenüber versucht nun, Ihren Arm nach unten zu drücken. Schließen Sie die Augen und lassen Sie Ihr Gegenüber erneut versuchen, den Arm nach unten zu drücken. Gerne können Sie die Übung auch mit jeweils nur einem geschlossenen Auge versuchen. Merken Sie sich, ob es einen Unterschied zwischen dem Schließen des linken oder rechten Auges gibt.

Wechseln Sie mit Ihrem Gegenüber, sodass nun Sie versuchen, Ihren bzw. seinen Arm nach unten zu drücken. Vergleichen Sie dann Ihre Erfahrungen.

Merken Sie einen Unterschied zwischen geschlossenen und geöffneten Augen? Wann benötigen Sie mehr Kraft? Wann ist es einfacher, den Arm des anderen nach unten zu drücken? Wenn Sie diese Übung ausgeführt haben, werden Sie merken, dass Ihr Sehvermögen direkt mit der Mobilisierung Ihrer Körperkräfte zusammenhängt.

TAGTRÄUMEN

Für die folgende Übung sollten Sie sich etwas Zeit nehmen und versuchen, so ungestört wie möglich zu sein.

Setzen oder legen Sie sich bequem hin. Schließen Sie Ihre Augen und halten Sie sie während der gesamten Übung geschlossen. Atmen Sie einige Atemzüge langsam, sanft und tief ein und aus. Stellen Sie sich dann so gut wie möglich vor, dass Ihr Tag gerade beginnt und Sie aufstehen. Stellen Sie sich vor, wie Sie die Augen öffnen und alles klar und deutlich mit bester Sehfähigkeit (!) sehen und wahrnehmen können. Achten Sie dabei darauf, wie sich das für Sie anfühlt. Spüren Sie eventuell eine Enge in einem Körperbereich? Spüren Sie Unsicherheit oder Angst? Sind die Muskeln in einem bestimmten Körperbereich stärker angespannt als in einem anderen?

Gehen Sie Ihren Tag in Gedanken so lebhaft wie möglich durch. Machen Sie alles genauso wie an einem »normalen Tag«: Ihr Frühstück, Ihre Arbeit, die Begegnung mit Familienmitgliedern oder Freunden etc. – allerdings komplett ohne eine Sehhilfe.

Haben Sie das Gefühl, Sie würden sich ohne Sehhilfe in einer Situation anders verhalten oder anders fühlen? Was ist der Unterschied? Gibt es einen Unterschied in der Begegnung mit anderen Personen oder Orten? Gehen Sie alles genau durch und notieren Sie sich anschließend Ihre Wahrnehmung. Lassen Sie sich nicht entmutigen, wenn Ihnen dies anfangs schwerfällt oder Sie keinen Unterschied bemerken. Führen Sie die Übung dennoch weitere Male durch.

Wenn Sie eine körperliche oder emotionale Reaktion bemerkt haben, führen Sie bei Ihrer darauffolgenden Übungspraxis die Übung so durch, dass

Sie versuchen, zusätzlich die Reaktionen der Personen, denen Sie begegnen, wahrzunehmen. Haben Sie das Gefühl, sie verhielten sich Ihnen gegenüber anders? Wie würde sich Ihrer Meinung nach ihre Wahrnehmung von Ihnen verändern?

Wenn Sie diese Übung einige Male ausgeführt haben, nehmen Sie sich an einem weiteren Übungstag die Zeit und stellen Sie sich selbst die Frage, wie Ihr Sehvermögen Ihr Leben in den letzten Monaten oder Jahren beeinflusst hat. Was wäre der Unterschied gewesen, wenn es keine Beeinträchtigung gegeben hätte? Meinen Sie, dass es etwas in Ihrem Leben gibt, das ohne Sehbeschwerden anders verlaufen wäre? Nehmen Sie sich gerne auch etwas länger Zeit und versuchen Sie, sich möglichst gut in jeweilige Situationen »hineinzufühlen«, anstatt die Frage nur mit dem Verstand zu beantworten. Achten Sie vor allem auf eventuell aufkommende Gefühle und versuchen Sie, sie nicht sofort zu verdrängen oder zu beschwichtigen. Diese Übung soll Ihnen helfen, sich eventueller emotionaler und mentaler Ursachen für die Verschlechterung Ihrer Sehfähigkeit bewusst zu werden. Sie werden merken, dass eine Verbesserung Ihrer Sehfähigkeit sehr wahrscheinlich auch mit einer Veränderung auf emotionaler Ebene verbunden sein wird.

Nehmen Sie diese Übung gerne so lange zusätzlich in Ihr Übungsprogramm auf, bis Sie keine Sehhilfe mehr benötigen.

F

4 7 6 J 5

8 U

T P C N

L 2 1

9 A □ a

A 2

N 9

12

e

8 82 3

4

1 2

E 8

7 5

6

K 3 4 ● Q F H

Q

6

86 5 1 8 a

P R 2

2 9 i 7

D L

3

8 5 8

G H

6

21 0

Z 2

M O 5

s 4

Die Hauptübungen

Blinzeln

Blinzeln ist sehr wichtig für die regelmäßige Befeuchtung der Augen. Beim Kontakt des Ober- und Unterlids wird ein wenig Tränenflüssigkeit freigesetzt, um die Gleitfähigkeit der Lider zu erhalten. Wenn Sie zu selten blinzeln, wird die Hornhaut von der Versorgung mit Nährstoffen und Sauerstoff abgeschnitten. Achten Sie also unbedingt darauf, dass Sie immer wieder kurz innehalten und mehrfach blinzeln, vor allem bei häufigem Benutzen von Smartphones und bei Bildschirmarbeit (die Rate der Lidschläge kann sich von 20 pro Minute in natürlicher Umgebung auf etwa fünf reduzieren!) sowie bei geröteten, brennenden oder juckenden Augen.

Übung für die Lidmuskeln

Die folgende Übung stärkt die Muskulatur der Augenlider, die wiederum für das natürliche Blinzeln wichtig ist.
Neigen Sie den Kopf langsam nach hinten, wobei Sie mit beiden Augen durchgehend auf Ihre Nase blicken. Beugen Sie Ihren Kopf anschließend langsam nach vorn und blicken dabei nach oben zur Zimmerdecke oder zum Himmel. Wiederholen Sie den ganzen Ablauf neunmal.

Atmen ins Dantian

Setzen Sie sich bequem mit aufrechter Wirbelsäule auf einen Stuhl und schließen Sie die Augen. Stellen Sie sich etwa zwei Ihrer eigenen Daumenbreite unterm Bauchnabel und etwa sechs Zentimeter im Körperinneren einen Ball, einen Luftballon oder eine Lotosblüte vor, welche(r) sich mit

jeder Ein- und Ausatmung sanft in sechs verschiedene Richtungen ausdehnt: nach links, rechts, vorne, hinten, oben und unten. Atmen Sie auf diese Weise einige Atemzüge lang. Versuchen Sie dabei, die Atmung langsam und behutsam immer tiefer und langsamer werden zu lassen.
Öffnen Sie dann Ihre Augen langsam und sanft und suchen Sie nach nichts. Fokussieren Sie nichts und blicken Sie gedanklich durch Objekte vor sich hindurch. Gestatten Sie Ihren Augen, sich selbst dorthin zu bewegen, wohin Ihre Aufmerksamkeit gelenkt wird.

ÜBUNGSVARIANTE MIT SEHTAFEL

Die Übung können Sie auch in Kombination mit einer Sehtafel (siehe Seite 37) ausprobieren. Kleben Sie sich die Tafel an eine Wand oder Schranktür und setzen Sie sich in etwa drei Meter Entfernung davor – möglichst ohne einen Blick auf die Buchstaben oder Zahlen zu werfen. Versuchen Sie, Ihren Geist und Körper mithilfe von ruhigen und tiefen Atemzügen so gut wie möglich zu entspannen. Öffnen Sie dann langsam (!) die Augen, jedoch ohne zu versuchen, sofort etwas zu lesen. Fokussieren Sie die Buchstaben bzw. Zahlen auf der Sehtafel nicht, sondern lassen Sie Ihren Blick eher »hindurchgleiten«. Nehmen Sie wahr, was Sie erkennen können. Sie werden erstaunt sein: Sobald Sie nicht verkrampft versuchen, etwas zu erkennen, oder meinen, etwas unbedingt entziffern zu müssen, sondern ruhig und entspannt anstatt angestrengt sind, wird sich Ihre Sehfähigkeit etwas verbessern.

Üben mit der Sehtafel

Die sogenannte Snellen-Sehtafel (siehe Seite 37) können Sie sowohl verwenden, um Ihre Fortschritte zu überprüfen, als auch um direkt mit ihr zu üben. Hängen oder stellen Sie die Tafel an einem Ort auf, an dem gute

Tageslichtverhältnisse herrschen. Vor der Tafel müssen bequem drei Meter Platz sein.

STEHEND ODER SITZEND

Stellen oder setzen Sie sich in einer Entfernung von drei Metern vor die Tafel. Schließen Sie die Augen für einige Atemzüge. Atmen Sie langsam und sanft ein und aus. Gerne können Sie an dieser Stelle auch eine Entspannungsübung durchführen. Öffnen Sie dann langsam Ihre Augen und blicken Sie auf die Zeile, mit der Sie zuletzt Schwierigkeiten hatten.
Konzentrieren Sie Ihre Aufmerksamkeit in kurzen Abständen im Wechsel auf den ersten und den letzten Buchstaben der Zeile. Schließen Sie Ihre Augen dann wieder für einige Atemzüge – unabhängig davon, ob Sie die Buchstaben erkennen konnten oder nicht.
Beginnen Sie dann mit dem ersten Buchstaben – doch diesmal arbeiten Sie sich Buchstabe für Buchstabe bis zum Ende der Zeile vor, wobei Sie nach jedem einzelnen Buchstaben für mindestens eine halbe Minute die Augen schließen und nur auf Ihre Atmung achten.

SCHWINGEND

Bei einer weiteren Übungsvariante, die Sie mit der Sehtafel durchführen können, stellen Sie sich in einer Entfernung von drei Metern vor die Tafel, die Füße parallel und schulterbreit auseinander. Lassen Sie den Oberkörper wie ein Pendel von links nach rechts und zurück hin- und herschwingen; gerne können Sie dabei auch die Ferse des Fußes vom Boden heben, auf dem kein Gewicht liegt. Richten Sie dann Ihren Blick auf die Sehtafel.
Schweifen Sie mit Ihrem Blick bei jedem Schwingen über die Zeile, mit der Sie zuletzt Schwierigkeiten hatten. Richten Sie Ihren Blick auf den letzten Buchstaben, wenn sich Ihr Körper nach links neigt, und auf den ersten Buchstaben, wenn sich Ihr Körper nach rechts neigt. Versuchen Sie nicht, die Buchstaben zu erkennen, sondern lassen Sie einfach Ihren Blick über die Zeile schweifen. Wiederholen Sie dies mehrere Male, sodass Sie min-

destens neunmal hin- und hergeschwungen sind beziehungsweise Ihren Blick mindestens neunmal über die Zeile haben schweifen lassen.
Halten Sie dann inne und schließen für etwa eine halbe Minute die Augen. Öffnen Sie sie anschließend langsam und versuchen Sie, einen beliebigen Buchstaben der Zeile zu erkennen. Schließen Sie die Augen danach erneut kurz und versuchen Sie dann, einen anderen Buchstaben der Zeile zu erkennen. Wiederholen Sie dies, bis Sie sich auf alle Buchstaben der Zeile konzentriert haben.
Es macht nichts, wenn Sie nicht alle Buchstaben erkennen konnten. Wiederholen Sie die Übung regelmäßig (bei Sehbeschwerden möglichst täglich) und bleiben Sie geduldig.

Der Blick fürs Detail
Diese Übung erinnert an eine alte Geschichte, in welcher der Lehrer seinen Schüler anweist, einen Baum grob anzusehen und wahrzunehmen. Anschließend soll er mit seinem Blick zu einem Ast, dann zu einem Zweig, einem Blatt, zu den Adern des Blatts und abschließend zu der Spitze des Blatts wandern. Das klare Sehen von Einzelheiten wird gefördert, indem wir das, was erkannt werden soll, erst grob wahrnehmen und dann den Fokus immer weiter auf das Detail richten.

KOMBINIERT

Bei dieser Übungsvariante arbeiten Sie sowohl mit der Sehtafel als auch mit der Abbildung auf Seite 46. Stellen oder setzen Sie sich bequem in drei Metern Entfernung vor die Sehtafel. Halten Sie dabei dieses Buch in der Hand. Blicken Sie abwechselnd auf die Sehtafel und die Abbildung auf Seite 46 und versuchen Sie, die Buchstaben und Zahlen klar zu erkennen. Versuchen Sie dies nach einigen Buchstaben auch aus unterschiedlichen Entfernungen – Sie können dazu sowohl Ihren Abstand zur großen Sehtafel verändern als auch die Buchseite näher (vor allem bei Weitsichtigkeit) oder weiter weg (vor allem bei Kurzsichtigkeit) vor Ihr Gesicht halten. Führen Sie die Übung am besten täglich, jedoch nicht länger als jeweils fünf Minuten durch, um Ihre Augen nicht zu überanstrengen.

In die Leere blicken

Die folgende Übung fördert die Kraft Ihrer Augenmuskeln und unterstützt ein klares Sehen.

Halten Sie einen Daumen in Augenhöhe vor Ihr Gesicht und fixieren Sie den Fingernagel für einige Sekunden. Nehmen Sie dann den Daumen weg, wobei Ihr Blick auf die Stelle gerichtet bleiben sollte, an der sich der Daumen eben noch befand. Halten Sie den Blick etwa zehn Sekunden lang auf diese Stelle gerichtet. Wiederholen Sie die Übung, indem Sie Ihren Daumen an jeweils unterschiedlichen Stellen in Ihrem Gesichtsfeld positionieren.

Nach einiger Übungspraxis können Sie versuchen zu spüren, wie sich die Spannungsverhältnisse in Ihren Augenmuskeln verändern, wenn Sie die Blickrichtung variieren.

Schließen und Öffnen

Die folgende Übung stärkt die Augenmuskulatur sowie die Blutgefäße und Nerven um die Augen. Sie können sie sowohl im Sitzen als auch Stehen ausführen. Stellen Sie sich dabei vor, Ihr Kopf sei am obersten Punkt am Himmel aufgehängt, und versuchen Sie, ihn die ganze Übung über unbewegt in dieser Position zu halten.

Schließen Sie Ihre Augen. Atmen Sie ruhig und entspannt, während Sie bis zehn zählen. Öffnen Sie die Augen wieder und blicken Sie für etwa zehn Sekunden nach oben – so als wollten Sie versuchen, die Zimmerdecke oder den Himmel zu sehen. Schließen Sie die Augen anschließend wieder für etwa zehn Sekunden.
Öffnen Sie sie erneut und blicken Sie für etwa zehn Sekunden nach unten, so als wollten Sie versuchen, den Boden unter Ihren Füßen zu sehen. Schließen Sie die Augen dann wieder für etwa zehn Sekunden.
Öffnen Sie sie wieder und blicken Sie für etwa zehn Sekunden nach rechts, bevor Sie sie nochmals für etwa zehn Sekunden schließen.
Öffnen Sie die Augen ein weiteres Mal und blicken Sie für etwa zehn Sekunden nach links, bevor Sie abermals für etwa zehn Sekunden die Augen schließen.
Wiederholen Sie die ganze Übung, bis Sie sie insgesamt dreimal ausgeführt haben.

Entspannen der Augenmuskeln

Diese Übung ist vor allem bei Hornhautverkrümmung empfehlenswert. Sollten während der Übung Schmerzen auftreten, führen Sie sie langsam und sanft aus oder unterbrechen Sie die Übung und versuchen Sie sie zu einem anderen Zeitpunkt erneut.
Setzen oder stellen Sie sich so entspannt wie möglich hin. Halten Sie den Daumennagel einer Hand in etwa zehn Zentimetern Entfernung vor Ihre Augen. Es spielt keine Rolle, ob Sie ihn klar sehen können.
Für den weiteren Verlauf der Übung stellen Sie sich eine Uhr vor Ihrem Gesichtsfeld vor. Bewegen Sie den Daumen nun langsam nach oben. Folgen Sie dem Nagel mit Ihrem Blick so weit wie möglich hin zu einer gedachten Zwölf-Uhr-Marke, ohne dabei den Kopf zu bewegen. Atmen Sie

dabei ein. Während Sie anschließend ausatmen, bewegen Sie ihn wieder langsam in die Ausgangsposition zurück und folgen ihm dabei weiterhin mit Ihrem Blick.

Führen Sie den Daumen nacheinander zur Ein-, Zwei-, Drei-Uhr-Marke usw., bis hin zur Elf-Uhr-Marke – also jeweils vom zentralen Ausgangspunkt zur Marke und wieder zurück. Atmen Sie jeweils ein, wenn Sie den Daumen von seinem Ausgangspunkt wegbewegen, und aus, wenn Sie ihn wieder zurückbewegen.

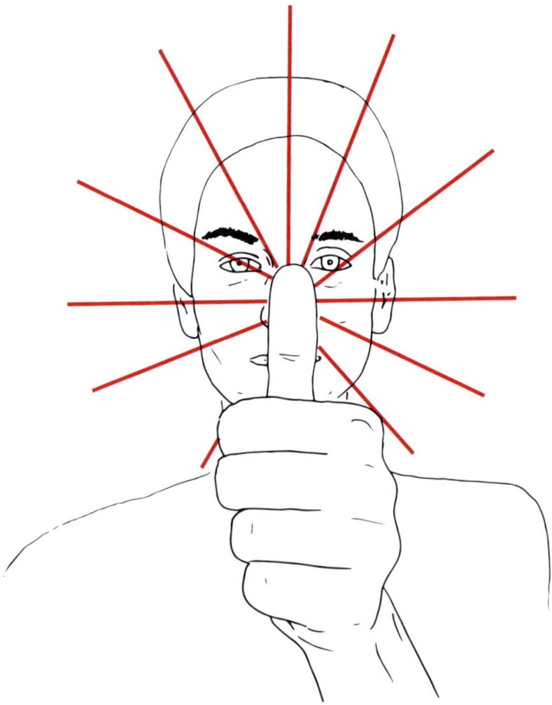

Führen Sie die Übung anschließend in entgegengesetzter Richtung auf dieselbe Weise aus. Das heißt, Sie beginnen erneut bei der Zwölf-Uhr-

Marke (geradeaus nach oben) und führen den Daumen dann nacheinander zur Elf-, Zehn-, Neun-Uhr- bis hin zur Ein-Uhr-Marke.
Bei bestehenden Beschwerden ist es empfehlenswert, diese Übung mehrmals täglich auszuführen. Lassen Sie dazwischen jeweils einige Stunden Abstand, um die Augen nicht zu sehr anzustrengen.

ZUSATZÜBUNG BEI HORNHAUTVERKRÜMMUNG

Wenn die Hornhautverkrümmung bei Ihnen nur auf einem Auge vorliegt oder auf beiden Augen unterschiedlich ausgeprägt ist, können Sie die folgende Übung machen. Versuchen Sie, anhand des Augenmuskeltests auf Seite 26–27 herauszufinden, auf welcher Achse Sie die Linien anders (beispielsweise dunkler oder weiter entfernt) als die anderen Linien wahrnehmen.
Die Verkrümmung könnte sich beispielsweise auf der Achse zwischen zwei Uhr und drei Uhr zeigen. Halten Sie Ihren Daumen etwa drei Zentimeter vor Ihre Augen und bewegen Sie ihn langsam auf dieser Achse nach außen zur Marke, wieder zurück und weiter auf derselben Achse zur »gegenüber« liegenden Marke (also beispielsweise von der Zwei-Uhr-Marke zur Acht-Uhr-Marke). Wiederholen Sie dies zweimal, sodass Sie die Bewegung insgesamt dreimal ausgeführt haben. Folgen Sie Ihrem Finger mit den Augen jedes Mal so weit Sie können, ohne dabei den Kopf zu bewegen.
Schließen Sie dann Ihre Augen und führen die Übung erneut dreimal aus, diesmal jedoch mit geschlossenen Augen und in Gedanken – jeweils etwas weiter, als es mit offenen Augen möglich war. Anschließend führen Sie die Übung erneut dreimal mit offenen Augen aus. Gehen Sie behutsam vor.
Wiederholen Sie zum Abschluss den gesamten Ablauf (dreimal mit offenen, dreimal mit geschlossenen und nochmals dreimal mit offenen Augen) auf der entgegengesetzten Achse. Wenn Sie Ihre Augen also beispielsweise auf der Zwei-Uhr-/Acht-Uhr-Achse bewegt haben, würden Sie die Übung nun mit der Vier-Uhr-/Zehn-Uhr-Achse durchführen.

Hell und Dunkel

Für diese Übung ist es am besten, wenn Sie sich in einer sehr hellen Umgebung befinden, beispielsweise an einem sonnigen Tag im Freien. Stellen oder setzen Sie sich bequem an einen ruhigen Platz und richten Sie Ihr Gesicht mit geschlossenen Augen (!) etwa eine halbe Minute in die Sonne. Verdecken Sie dann etwa eine weitere halbe Minute lang Ihre Augen, wobei Sie sie weiter geschlossen halten. Sie können sie hierzu entweder mit Ihren Händen oder beispielsweise mit einem Tuch zudecken. Halten Sie Ihr Gesicht anschließend erneut etwa eine halbe Minute mit geschlossenen Augen Richtung Sonne und decken die Augen danach nochmals eine halbe Minute zu. Wiederholen Sie dies mehrere Male.
Wenn Sie die Übung abschließen möchten, führen Sie einige ruhige Atemzüge durch, während Sie die Augen geschlossen, jedoch nicht verdeckt halten.
Öffnen Sie die Augen dann langsam und versuchen Sie zuerst, weit in die Ferne zu blicken. Nehmen Sie erst nach einigen Augenblicken Ihren Blick »zurück«. Die Übung aktiviert das vegetative Nervensystem und unterstützt die Anpassungsbereitschaft der Pupillen.

Kontrastwahrnehmung stärken

Diese Übung eignet sich zur Stärkung der Fähigkeit, Kontraste wahrzunehmen. Sie sollte an sonnigen Tagen durchgeführt werden.
Setzen oder stellen Sie sich bequem mit möglichst gerader Wirbelsäule hin. Blicken Sie kurz direkt in die Sonne und schließen Sie dann Ihre Augen. Decken Sie sie mit den Händen oder beispielsweise einem Tuch ab. Warten Sie so lange, bis das Nachbild der Sonne verblasst ist, und machen Sie in dieser Zeit einige tiefe und ruhige Atemzüge. Blicken Sie anschließend wie-

der kurz in die Sonne, schließen die Augen danach und decken Sie sie erneut so lange ab, bis das Nachbild wieder verschwunden ist. Wiederholen Sie den Ablauf noch einmal, sodass Sie ihn insgesamt dreimal durchgeführt haben.

Tipp
Falls es Ihnen unangenehm ist, direkt in die Sonne zu blicken, können Sie alternativ auf den Bereich direkt unterhalb der Sonne sehen. Blicken Sie in diesem Fall etwa zehn Sekunden auf die Stelle und führen Sie die Übung ansonsten wie oben beschrieben aus.

Das Tibetische Rad

Die folgende Übung ist unter dem Namen Tibetisches Rad bekannt geworden. Sie dehnt die Augenmuskeln und ist insbesondere bei Hornhautverkrümmung empfehlenswert. Sollten Sie sie aufgrund dieses Beschwerdebildes durchführen, möchte ich Ihnen ans Herz legen, zunächst regelmäßig ein bis zwei Wochen die Übung *Entspannen der Augenmuskeln* (siehe Seite 53) auszuführen, bevor Sie das Tibetische Rad in den Übungsplan einbauen.

Halten Sie die große Variante der Abbildung auf Seite 128 direkt vor Ihr Gesicht (in etwa zwei Zentimeter Entfernung). Ihre Nasenspitze sollte dabei direkt auf den weißen Kreis in der Mitte zeigen. Kümmern Sie sich nicht darum, ob Sie die Abbildung klar sehen können.

Während Sie langsam und sanft einatmen, bewegen Sie Ihre Augen in einer geraden Linie von Stufe zu Stufe auf der linken Seite der obersten Speiche nach oben. Springen Sie dabei von Stufe zu Stufe, bis Sie ganz oben bei dem Kreis angekommen sind.

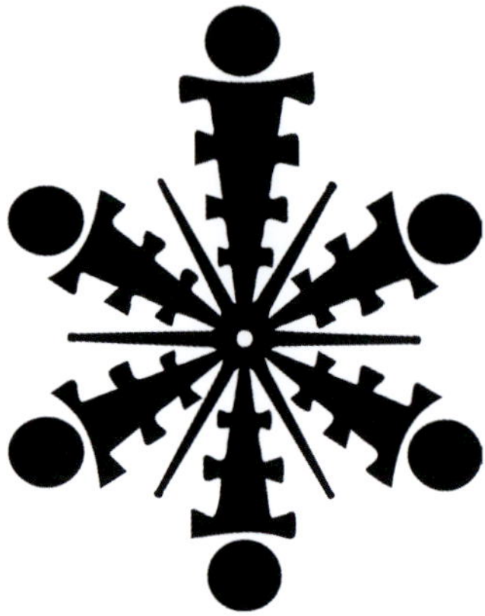

Halten Sie zwei bis drei Sekunden inne und bewegen dann die Augen so langsam wie möglich auf dieselbe Weise auf der rechten Seite nach unten. Halten Sie erneut kurz inne und fahren Sie dann im Uhrzeigersinn mit der daneben liegenden rechten Speiche auf dieselbe Weise fort, wobei Sie immer kurz innehalten, bevor Sie mit der nächsten Speiche beginnen. Wiederholen Sie die Übung anschließend gegen den Uhrzeigersinn.
Bei bestehenden Beschwerden ist es empfehlenswert, diese Übung drei- bis viermal täglich auszuführen. Lassen Sie dazwischen einige Stunden Abstand, um die Augen nicht zu sehr anzustrengen.
Wenn Sie möchten, können Sie die Abbildung auch im DIN-A4-Format kostenlos als PDF auf www.irisiana.de/qigong-augen herunterladen.

Zwei Zeilen

Die folgende Übung ist besonders bei (Alters-)Weitsichtigkeit und bei Hornhautverkrümmung empfehlenswert. Sie unterstützt die Zusammenarbeit der Zentrier- und Fokussiermuskeln der Augen. Sollten Ihre Augen während der Übung zu schmerzen beginnen, beenden Sie sie bitte und führen Sie sie zu einem anderen Zeitpunkt erneut aus.

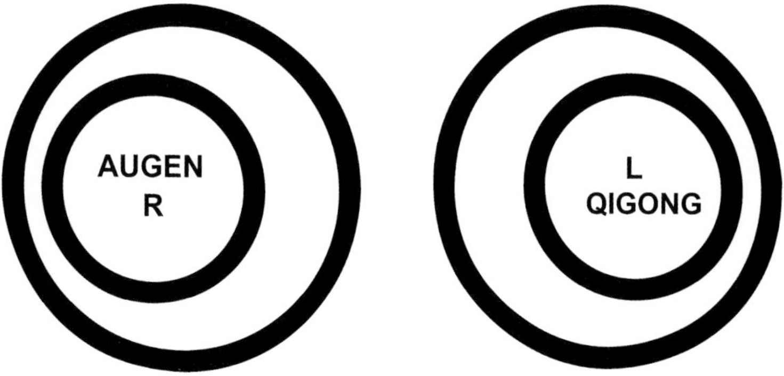

Halten Sie die Abbildung so nah vor Ihr Gesicht, dass die beiden Kreise zusammenfließen und ein Bild in der Mitte entsteht. Die Wörter »Augen« und »Qigong« sollten sich genau übereinander befinden, die Buchstaben »R« und »L« nicht zu sehen sein. Wenn Sie die Buchstaben »R« und »L« sehen können, beginnen Sie die Übung bitte erneut.
Bewegen Sie die Abbildung nun langsam von Ihrem Körper weg. Versuchen Sie dabei, die verschmolzene Abbildung weiter als eine zu erkennen. Bewegen Sie die Abbildung dann langsam wieder bis eine Daumenbreite vor Ihr Gesicht und dann nochmals eine Armlänge weit weg. Gelingt es Ihnen, die Abbildung während der gesamten Zeit als eine verschmolzene Abbildung wahrzunehmen, können Sie die Buchseite im Uhrzeigersinn in einem großen Kreis auf Gesichtshöhe und in etwa einer Armlänge Abstand kreisen lassen, während Sie weiterhin versuchen, das Bild aufrechtzuerhalten. Sobald auch dies gelingt, halten Sie die Abbildung ruhig, sehen kurz weg und anschließend wieder auf die Abbildung: Es sollte irgendwann möglich sein, das verschmolzene Bild sofort als solches zu sehen.

Massage der Augenbrauen

Machen Sie lockere Fäuste, wobei Sie jeweils den Daumen am Mittelgelenk abbiegen. Fahren Sie mit diesem Gelenk mit sanftem (!), jedoch merklichem Druck das Gebiet zwischen Augen und Augenbrauen von innen nach außen zu den Schläfen hin ab. Wiederholen Sie dies mehrere Male und streichen Sie ebenso die Augenbrauen von innen nach außen entlang. Wenn Sie zu Kopfschmerzen neigen, führen Sie die Übung nur mit sehr leichtem Druck aus.

Kneifen des Fischkopfes

Bringen Sie Daumen und Zeigefinger einer beliebigen Hand jeweils zu den Akupunkturpunkten Blase 1 (siehe Seite 94). Schließen Sie die Augen und führen Sie etwa eine halbe bis eine Minute lang vibrierende Bewegungen auf diesen Punkten durch. Gerne können Sie zwischendrin auch die Hand wechseln oder den Ellenbogen aufstützen, damit Sie die Übung nicht anstrengt. Sie eignet sich übrigens auch sehr gut als kurze Unterbrechung bei Computertätigkeiten.

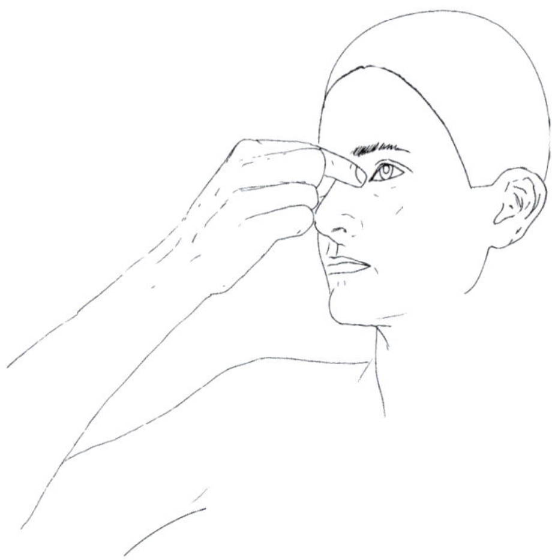

Entspannen der Augenhöhle

Diese Übung dient dazu, die Augen zu entspannen und den Augenbereich mit der Lebensenergie Qi aufzufüllen. In der Augenhöhle befinden sich wichtige Gefäße, die so gestärkt und unterstützt werden. Sie können die Übung prophylaktisch zur Stärkung Ihrer Augen anwenden. Ebenso eignet sie sich bei allen Augenbeschwerden und -erkrankungen.

Versuchen Sie, mit sanfter, nicht zu konzentrierter Aufmerksamkeit zu üben. Bei einer zu starken Fokussierung auf die im Folgenden beschriebenen Regionen könnte es geschehen, dass zu intensiv Energie in einen ohnehin sensiblen Bereich gesandt wird – vor allem bei Beschwerden wäre das nicht empfehlenswert. Die Übung ist vergleichbar mit einer Lupe, die man an einem Sonnentag über ein Objekt hält. Versuchen Sie daher, sie mit sanfter Vorstellung, gleich einem Tagtraum, durchzuführen.

Setzen Sie sich für die Übung bequem mit geschlossenen Augen auf einen Stuhl. Alternativ können Sie sich mit aufrechter Wirbelsäule entspannt hinstellen, die Füße etwa schulterbreit auseinander.

Atmen Sie einige Atemzüge lang bewusst langsam und tief in den Unterbauch ein und aus. Versuchen Sie, mit jedem Atemzug den Körper weiter und weiter zu entspannen sowie den Geist zu beruhigen.

Richten Sie nun Ihre Aufmerksamkeit sanft auf die Augäpfel und entspannen Sie diese einige Atemzüge lang. Sie können hierzu beispielsweise mit sechs Atemzügen beginnen und die Anzahl nach Belieben steigern.

Als nächster Schritt folgt die Entspannung der Augenhöhlen. Dazu unterteilen wir diese in sieben Bereiche, die einzeln entspannt werden. Entspannen Sie zuerst den Bereich, der sich in einem etwa 45-Grad-Winkel schräg oben vorne befindet. Anschließend folgt der Bereich, der sich senkrecht oben befindet, dann 45 Grad schräg nach hinten-oben, anschließend direkt geradeaus hinten gelegen, dann 45 Grad schräg nach hinten unten, direkt unten und abschließend 45 Grad schräg nach vorne unten. Die seitlichen Augenhöhlen werden bei diesem Ablauf automatisch mit stimuliert.

Richten Sie Ihre Aufmerksamkeit nun kurz auf den entspannten Augapfel und die entspannte Augenhöhle. Stellen Sie sich dann eine Lotosblüte oder einen Ball im Unterbauch vor, welcher sich etwa zwei Ihrer eigenen Daumenbreiten unterm Bauchnabel und etwa zehn Zentimeter im Körperinneren befindet. Erlauben Sie es dieser Lotosblüte (oder dem Ball), sich langsam und sanft mit Ihrer Atmung zu öffnen und zu schließen und sitzen Sie noch einige Atemzüge ruhig und entspannt.

ERWEITERUNG: AUSSENDEN UND AUFNEHMEN VON LICHT

Nach einiger Übungspraxis können Sie die folgende Übung anwenden. Bitte führen Sie diese Übung erst nach einiger Praxis mit der oben beschriebenen oder anderen in diesem Buch vorgestellten Übungen durch.
Machen Sie zunächst die Übung *Entspannen der Augenhöhle* und öffnen Sie danach sanft die Augen. Richten Sie Ihren Blick zum Horizont. Ziehen Sie dazu Ihr Kinn leicht an, sodass Ihr Nacken und der ganze Kopf gerade sind. Fokussieren Sie nichts, sondern versuchen Sie, den Raum oder die Umgebung, in der Sie sich befinden, als Ganzes wahrzunehmen.
Stellen Sie sich nun ein sanftes Licht vor, das Sie beim Ausatmen aus den geöffneten Augen aussenden. Dieses Licht trifft auf das erste Objekt, das sich vor Ihnen befindet (beispielsweise die Wand, einen Schrank oder einen Baumstamm).
Senden Sie bei der nächsten Ausatmung ein weiteres Mal sanft Licht aus den Augen. Lassen Sie es sich diesmal bis zur Stadt- beziehungsweise Dorfgrenze bewegen.
Bei der dritten Ausatmung senden Sie das Licht so weit Ihr Vorstellungsvermögen reicht – an den am weitesten entfernten Ort am Rand des Kosmos. Während des Einatmens stellen Sie sich nichts vor, sondern versuchen, den Geist in dieser Zeit möglichst ruhig zu halten.
Wenn Sie das imaginäre, sanfte Licht zum dritten Mal (also zum weit entfernten Ort am Rand des Kosmos) ausgesandt haben, kann es Ihnen so

vorkommen, als existierte ein elastisches Band, gleich einem Gummiband. Sollte dies nicht von selbst der Fall sein, stellen Sie es sich bewusst vor. Nach einiger Übungspraxis, wenn sich die Wahrnehmung des Qi verfeinert, wird es Ihnen gelingen, dieses scheinbare Band zu spüren.

Versuchen Sie nun zu spüren, wie sich dieses imaginäre Band langsam und sanft wieder zu Ihren Augen bewegt. Nehmen Sie wahr, wie es langsam immer näher kommt: 20 Meter entfernt, 15 Meter, zehn Meter … und wie es abschließend sanft und leicht in die Augen zurückkehrt.

Nehmen Sie das Licht in den Augen auf und versuchen Sie, die Müdigkeit zu spüren, die hierbei in Ihren Augen aufkommt. Setzen Sie keine zu starke Intention und Fokussierung ein. Wenn Sie merken, dass Ihre Augen schwer und müde werden, geben Sie dem Gefühl nach und lassen Sie sanft Ihre Augenlider sinken. Schließen Sie die Augen dabei jedoch nicht ganz. Verweilen Sie noch einige Minuten in dieser Ruhe und Stille. Es genügt, diese Übung einmal auszuführen.

Palmieren

Eine Übung, die große Bekanntheit erlangte, ist das Palmieren. Legen Sie hierzu Ihre Handflächen so über die Augen, dass ein kleiner Hohlraum zwischen Handflächen und Augen bleibt, Sie jedoch nichts mehr sehen können. Blicken Sie einfach ins Schwarze und atmen Sie dabei sanft und ruhig einige Minuten lang ein und aus.

ERWEITERUNG: LAOGONG-PUNKTE EINBEZIEHEN

Für die erweiterte Methode des Palmierens ist es wichtig, dass Sie die Augen schließen. Atmen Sie weiterhin sanft und langsam ein und aus. Konzentrieren Sie sich beim Einatmen auf die Laogong-Punkte in Ihren Handflächen. Sie können sich dabei nur die Punkte selbst vorstellen. Oder

Sie malen sie sich als sanft leuchtend oder Wärme ausstrahlend aus. Während des Ausatmens senden Sie sanft und langsam Licht, Energie oder eine sanfte, warme Luftbrise von den Laogong-Punkten durch die Augen hindurch. Verwenden Sie diejenige Vorstellung, die Ihnen hierbei am meisten zusagt. Achten Sie lediglich darauf, dass das Licht oder die Luft wirklich sanft und langsam durch die Augen hindurch geschickt wird.

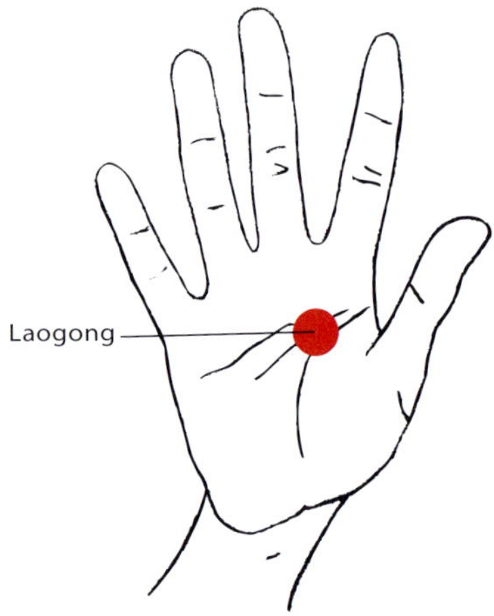

Massage von Fengchi

Legen Sie Ihre Hände so an den Hinterkopf, dass Ihre Daumen jeweils auf den Akupunkturpunkten Gallenblase 20 (siehe Seite 96) aufliegen. Diese symmetrisch auf beiden Körperseiten liegenden Punkte sind oft berührungsempfindlich, sollten jedoch vor allem bei Schmerzen so lange sanft massiert werden, bis die Beschwerden vorüber sind. Drücken Sie mit sanftem (wenn es nicht unangenehm ist, auch mit etwas stärkerem) Druck auf die Punkte und kreisen Sie in kleinen, langsamen Bewegungen ein bis zwei Minuten lang, während Sie den Druck aufrechterhalten.

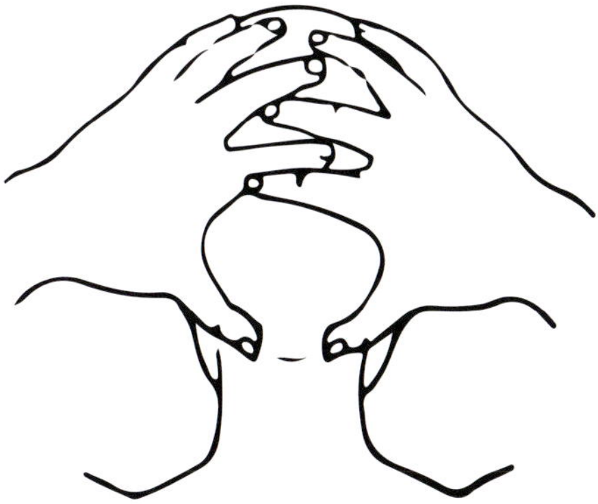

Steigender und sinkender Wasserpegel

Führen Sie die folgende Übung bitte unbedingt mit geschlossenen Augen durch.

Setzen Sie sich bequem und mit aufrechter Wirbelsäule auf einen Stuhl oder den Boden. Schließen Sie sanft die Augen und machen Sie einige leichte und langsame Atemzüge, bei denen Sie versuchen, tief in den Bauch hinein zu atmen. Führen Sie die Atmung behutsam aus und atmen Sie nicht bis zum Anschlag ein oder aus.

Stellen Sie sich dann vor, dass Sie eine Taucherbrille tragen, in der langsam der Wasserpegel steigt. Versuchen Sie, den Druck des imaginären Wassers wahrzunehmen, der sacht, aber merkbar gegen Ihre Augenlider und einen

immer größer werdenden Bereich drückt. Spüren Sie, wie das Wasser sanft auf die gesamte Fläche einen leichten Druck ausübt. Lassen Sie das Wasser dann wieder langsam sinken.
Wenn Sie möchten, können Sie die Übung mehrmals wiederholen. Sie wirkt entspannend auf Ihre Augen und kann in Situationen, in denen Sie das Gefühl haben, Ihre Augen seien zu angestrengt (beispielsweise bei Bildschirmarbeit), als kurze Übung »zwischendurch« durchgeführt werden.

Liegende Acht

Setzen oder stellen Sie sich bequem und möglichst entspannt mit gerader Wirbelsäule hin. Stellen Sie sich dann eine liegende Acht in etwa zwei Metern Entfernung vor sich vor. Zeichnen Sie sie mit beiden Augen so nach, dass sich der Blick am Kreuzungspunkt der Linien stets nach oben bewegt.

Blick weiten

Schlagen Sie Seite 46 auf, auf der Zahlen und geometrische Figuren in unterschiedlichen Größen um einen schwarzen Punkt angeordnet sind. Halten Sie die Seite eine knappe Handlänge entfernt direkt vor Ihre Augen. Richten Sie Ihren Blick ausschließlich auf den schwarzen Punkt in der Mitte.
Versuchen Sie nun, die Zahlen wahrzunehmen, die sich oberhalb, unterhalb sowie links und rechts neben dem schwarzen Punkt befinden. Wenden Sie dabei jedoch den Blick nicht von dem Punkt ab! Prüfen Sie auch nicht nach, ob Sie bei den Zahlen und Figuren mit Ihrer Annahme

richtig liegen. Bleiben Sie mit Ihrem Blick stets auf den schwarzen Punkt gerichtet und versuchen Sie lediglich wahrzunehmen, ob und wie viel Sie erkennen können, ohne den Fokus direkt auf die Zahlen und Figuren zu richten.

Versuchen Sie anschließend, die diagonal zum Punkt liegenden Zahlen und Formen wahrzunehmen, während Ihr Blick weiterhin auf dem schwarzen Punkt ruht.

Dann »weiten« Sie Ihr Gesichtsfeld Schritt für Schritt immer mehr nach außen und versuchen, immer weiter vom Zentrum liegende Zahlen und Formen wahrzunehmen.

Lassen Sie sich nicht entmutigen, wenn es Ihnen anfangs schwerfällt, den Blick auf dem schwarzen Punkt ruhen zu lassen, oder wenn Sie die äußersten Zahlen und Formen nicht erkennen können. Wiederholen Sie die Übung jeden Tag für eine halbe Minute (gerne auch mehrmals) und Sie werden sehen, wie schnell Sie Fortschritte machen. Wenn Ihnen die Übung gefällt, können Sie sich selbst eine oder mehrere ähnliche Tafeln erstellen. Spielen Sie mit der Größe und Art der Abbildungen.

Augäpfel verlängern und verkürzen

Bei Weitsichtigkeit kann es sein, dass der Augapfel zu kurz ist. Bei Kurzsichtigkeit hingegen wäre der Augapfel zu lang (siehe Seite 25). Mit der folgenden Übung versuchen wir daher, den Augapfel zu verlängern (bei Weitsichtigkeit) beziehungsweise zu verkürzen (bei Kurzsichtigkeit). Gehen Sie unbedingt ganz sanft vor und bündeln Sie Ihre Konzentration nicht zu stark.

Legen Sie den Laogong-Punkt (siehe Seite 64) Ihrer linken Hand über das rechte Auge sowie den Laogong-Punkt Ihrer rechten Hand unterhalb des rechten Jadekissens (Bild 1) an den Hinterkopf. Stellen Sie sich einen sanften und beinahe durchsichtigen Faden zwischen den Laogong-Punkten Ihrer linken und rechten Hand vor.

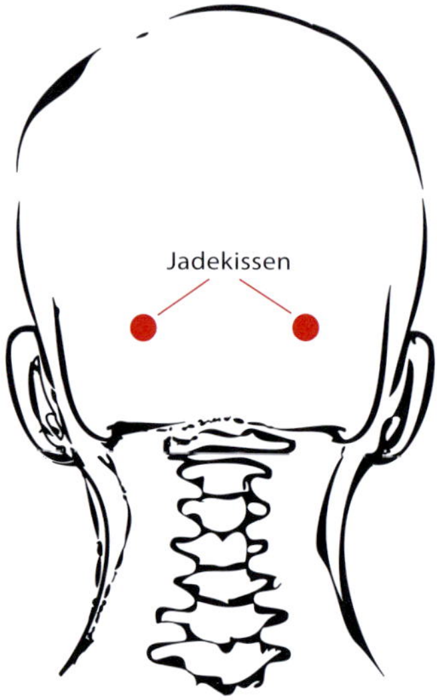

Bild 1

Ziehen Sie bei Weitsichtigkeit den imaginären Faden sanft auseinander. Führen Sie die Hände ohne Vorstellungsarbeit wieder zurück in die Ausgangsposition und wiederholen Sie das Auseinanderziehen des imaginären Fadens erneut.

Bei Kurzsichtigkeit stellen Sie sich ebenfalls einen feinen Faden zwischen den Laogong-Punkten vor, jedoch versuchen Sie, diesen zu verkürzen. Schieben Sie dazu Ihre Handflächen sanft zueinander – die linke zum Auge und die rechte zum Hinterkopf. Versuchen Sie dabei, einen leichten, beinahe unmerklichen Widerstand und Druck wahrzunehmen.

Führen Sie die Übung anfangs maximal eine Minute lang aus und wiederholen Sie sie anschließend entsprechend auf der anderen Körperseite. Das heißt, Sie legen nun Ihren rechten Laogong-Punkt auf das linke Auge und den linken Laogong-Punkt auf den Hinterkopf (linke Körperseite, Bild 2).

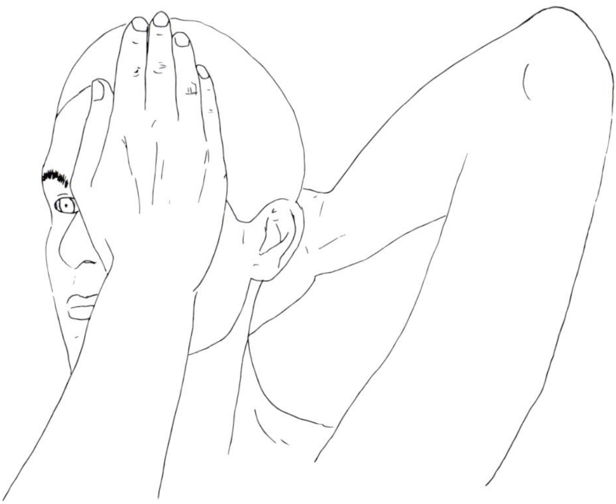

Bild 2

Diese Übung kann sehr intensiv für die Augen sein. Auch nach einiger Übungspraxis sollte sie daher nur wenige Minuten ausgeführt werden. Wenn Sie das Gefühl haben, dass sie Ihnen guttut, üben Sie lieber über den Tag verteilt mehrfach.

Schielübung

Die folgende Übung sorgt für eine bessere Beweglichkeit der Augen. Halten Sie einen Daumen in etwa 30 Zentimetern Abstand mittig vor Ihre

Augen. Fixieren Sie ihn und führen Sie ihn langsam genau zwischen den Augen nah an Ihr Gesicht heran. Verfolgen Sie ihn dabei mit den Augen.
Wenn sich der Daumen ungefähr zehn Zentimeter vor Ihrem Gesicht befindet, halten Sie ihn dort eine halbe Minute lang. Entfernen Sie ihn dann langsam wieder, lassen die Augen dabei mehr und mehr entspannen und blicken am Schluss dieser Abfolge in die Ferne. Dabei stehen die Augen wieder parallel.
Falls Sie bemerken, dass sich bei der Übung nur ein Auge nach innen dreht, bewegen Sie den Daumen von der anderen Seite aus auf das Gesicht zu. Wiederholen Sie dies einige Male, um dann nochmals einen Versuch mit dem mittig gehaltenen Daumen zu machen.
Anfangs werden sich Ihre Augen etwas anstrengen müssen, aber mit der Zeit werden sie sich immer leichter einwärts in Richtung Nase drehen und dabei entspannt bleiben können. Gerne können Sie sich anfangs auch beobachten lassen, um zu überprüfen, ob sich beide Augen nach innen drehen.

Fernblick-Schielen
Ein Phänomen, das heutzutage immer häufiger zu beobachten ist, ist ein leichtes Schielen beim Blick in die Ferne. Es kann seine Ursache darin haben, dass man lange und/oder zu nah am Bildschirm sitzt. Dadurch wird die Elastizität der Augenmuskeln gemindert.

Sind Ihre Augenmuskeln ein wenig steif, werden Sie diese Übung mit großer Wahrscheinlichkeit als anstrengend empfinden. Führen Sie sie in diesem Fall mit wenigen Wiederholungen, dafür jedoch mehrmals am Tag und regelmäßig aus.

Daumen verfolgen

Die folgende Übung unterstützt insbesondere die Augenmuskeln. Halten Sie den Daumen 30 Zentimeter vor Ihr Gesicht und bewegen Sie ihn in Kurven und Kreisen, wobei Sie ihm mit dem Blick folgen. Machen Sie anfangs kleine Bewegungen, dann allmählich immer größere und schnellere. Die Augen sollen sich dabei sowohl aufwärts und abwärts sowie nach links und rechts bewegen. Ihr Kopf hingegen soll möglichst unbewegt seine Position halten.

Kreis, Dreieck, Quadrat

Die folgende Übung hilft dabei, Ihr Gesichtsfeld zu erweitern und die Wahrnehmung von Formen zu schärfen. Achten Sie darauf, dabei lediglich die Augen zu bewegen. Der Kopf sollte die ganze Übung hinweg still in einer Position verharren.
Setzen oder stellen Sie sich bequem und möglichst entspannt mit gerader Wirbelsäule hin. Malen Sie dann mit einem Zeigefinger einen imaginären großen Kreis vor Ihrem Gesichtsfeld nach, so wie in der Abbildung auf Seite 72 dargestellt. Variieren Sie die Größe des imaginären Kreises sowie auch die Geschwindigkeit und die Richtung Ihres Fingers – und damit die Augenbewegung. Führen Sie die Bewegungen so oft aus, wie es Ihnen angenehm ist.
Zeichnen Sie dann ein großes Dreieck und anschließend ein Quadrat in die Luft. Ändern Sie auch hier jeweils die Größe der jeweiligen Formen sowie die Geschwindigkeit und Richtung Ihres Fingers. Die Übungszeit beziehungsweise die Anzahl der Wiederholungen sollten bei allen drei Formen jeweils ungefähr gleich sein.

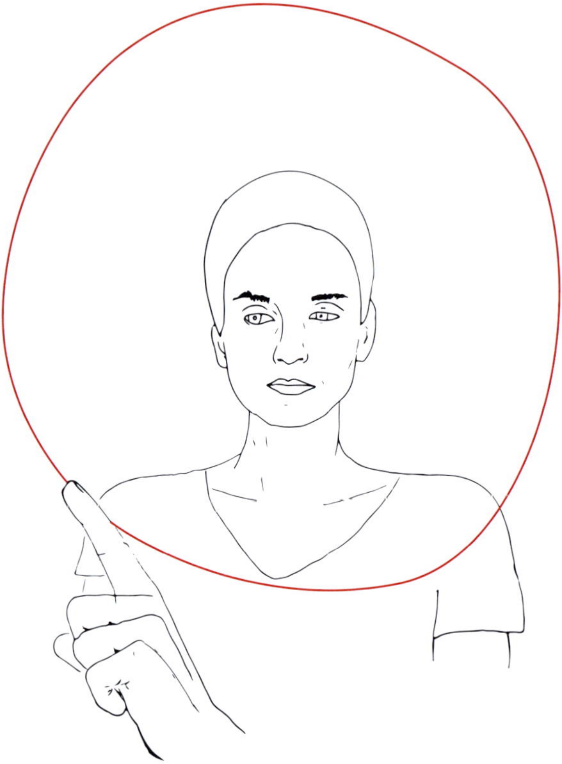

Zickzack

Stellen Sie sich eine Zickzack-Linie mit langen, sowohl horizontal als auch vertikal verlaufenden Linien vor oder malen Sie eine entsprechende Zickzack-Linie auf ein großes Poster. Schauen Sie geradeaus auf die imaginäre oder gemalte Linie. Setzen oder stellen Sie sich bequem hin und versuchen Sie, Ihren Kopf aufrecht zu halten (so als würden Sie geradeaus vor sich zum Horizont blicken), während Sie die Linie mit Ihren Augen nachfahren: Der Kopf bewegt sich nicht, nur die Augen fahren die Linie nach. Führen

Sie das Nachfahren sowohl von rechts nach links als auch von links nach rechts aus und erhöhen Sie nach und nach die Geschwindigkeit. Diese Beschleunigung stärkt die Verbindung zwischen Augen und Gehirn.

Zahlensalat

Schlagen Sie für die folgende Übung Seite 46 dieses Buches auf. Setzen oder stellen Sie sich bequem hin und versuchen Sie, Ihren Kopf auf einer horizontalen Linie zu halten, während Sie mit Ihrem Blick nacheinander alle geraden und anschließend ungeraden Zahlen ansteuern. Dabei können Sie die Geschwindigkeit langsam erhöhen.
Wiederholen Sie die Übung, indem Sie die Position Ihres Kopfes verändern (beispielsweise etwas drehen, neigen oder anheben). Behalten Sie die jeweils gewählte Haltung dann aber während des eines ganzen Durchlaufs bei.
Führen Sie die Übung anschließend bei unterschiedlichen Entfernungen zwischen Augen und Buchseite aus.
Diese Übung können Sie mehrmals am Tag machen – jeweils so lange, dass sich Ihre Augen nicht zu angestrengt anfühlen.

Hong Bai Huang

Für die folgende Übung, die sich insbesondere bei grauem Star als hilfreich erwiesen hat, benötigen Sie drei Bogen Papier (oder Kartonagen) im DIN-A4-Format in den Farben Rot, Weiß und Gelb. Sollten Sie die Möglichkeit haben, die Übung im Sonnenlicht zu machen, kann dies die Wirkung verstärken.

Setzen oder stellen Sie sich bequem an eine Stelle, an der die Papiere direkt vom Sonnenlicht beschienen werden, wenn Sie sie vor Ihr Gesicht halten.
Halten Sie das rote Papier etwas weiter als eine Handlänge vor Ihre Augen. Schließen Sie die Augen und atmen Sie etwa neunmal langsam und sanft ein und aus. Öffnen Sie Ihre Augen und blicken Sie für etwa 15 bis 20 Sekunden auf das Papier.
Schließen Sie die Augen wieder. Lassen Sie das Papier noch vor den Augen (die Lichtwellen können sich trotz geschlossener Augen weiter auswirken) und versuchen Sie, sich an den Farbton zu erinnern.
Führen Sie denselben Ablauf dann mit dem weißen und anschließend mit dem gelben Papier durch.
Zum Abschluss legen Sie die Handflächen für eine halbe Minute auf die Augen, sodass diese bedeckt sind, sich allerdings ein kleiner Zwischenraum zwischen Augen und Handfläche befindet. Sollten Sie an grauem Star leiden, führen Sie diese Übung nach Möglichkeit neunmal täglich zu beliebigen Uhrzeiten durch.

Augen versetzen

Die folgende Übung soll Ihnen verdeutlichen, dass es sich bei der Sehfähigkeit nicht nur um eine rein physische Angelegenheit handelt.
Stellen oder setzen Sie sich bequem vor ein Objekt, das viele Details hat. Betrachten Sie es einige Sekunden. Stellen Sie sich dann vor, Sie würden Ihre Augen nach hinten an den Hinterkopf versetzen. Lassen Sie die »wirklichen« Augen dabei durchgehend geöffnet und betrachten Sie das Objekt weiter – gedanklich jedoch von etwas weiter hinten aus.
Versuchen Sie dasselbe von der Kopfmitte aus, sowie anschließend etwa zwei Daumenbreit vor Ihren physischen Augen. Betrachten Sie das Objekt

am Ende (oder wenn Sie möchten auch zwischenzeitlich) noch einmal aus der »normalen« Position heraus. Wiederholen Sie die Übung mehrere Male.

Können Sie eine Veränderung Ihrer Sehfähigkeit feststellen? Können Sie Kontraste stärker wahrnehmen? Sehen Sie das Objekt verschwommener oder präziser?

Bewegen Sie Ihre imaginären Augen nun auf Kinnhöhe sowie anschließend an den obersten Punkt des Kopfes und betrachten Sie das Objekt auch von diesen Positionen aus. Bringen Sie sie dann wieder zurück in ihre »normale« Position.

Am Schluss lassen Sie sie sich einige Zentimeter seitlich auseinanderbewegen. Halten Sie inne und betrachten Sie das Objekt aus dieser Position heraus erneut, bevor Sie Ihre Augen wieder in die »normale« Position zurückbringen.

Falls Ihnen die Übung anfangs schwerfällt, lassen Sie sich nicht entmutigen. Visualisierungsübungen erfordern meist einige Übungspraxis, werden jedoch von Mal zu Mal leichter.

Tipp

Wenn Sie bei dieser Übung eine Veränderung Ihrer Sehfähigkeit bemerken, können Sie diesen Effekt gut auch im Alltag für sich nutzen. Falls Sie beispielsweise feststellen, dass Sie schärfer sehen können, wenn Sie sich vorstellen, Ihre Augen befänden sich etwas weiter hinten, können Sie dies kurzzeitig auch im Alltag anwenden, wenn Sie etwas deutlicher erkennen möchten.

Machen Sie dies dennoch nicht zu oft – das Ziel sollte weiterhin sein, Ihre Sehfähigkeit dauerhaft und durchgehend zu verbessern und sich nicht kurzzeitig mit einem »Kunstgriff« Unterstützung im Alltag zu verschaffen, nur um anschließend wieder in das gewohnte »Weltbild« zurückzukehren.

Fisch klopfen

Wie Frauen sich die Gesichtslotion sanft einklopfen, so wird bei dieser Übung die Augenumgebung mit den Fingerkuppen beklopft. Immer wenn sich Ihre Augen müde anfühlen, können Sie sie etwa zwei Minuten lang in beliebiger Richtung um die Augen herum sanft klopfen.
Durch dieses leichte Klopfen werden die Augen- und Gesichtsmuskeln angeregt, wodurch sich der Blutfluss verbessern kann. Auch Hornhaut und Tränendrüsen werden durch dieses angenehme Klopfen angeregt und die Entspannung der Augen wird gefördert.

Fisch massieren

Setzen Sie sich möglichst entspannt und mit aufrechter Wirbelsäule auf einen Stuhl. Gerne können Sie dabei vor einem Tisch Platz nehmen und Ihre Ellenbogen aufstützen, damit Schultern und Nacken während der Übung möglichst entspannt bleiben.
Massieren Sie die in Bild 1 dargestellten Akupunkturpunkte nacheinander – immer zeitgleich auf der linken und rechten Körperseite. Drücken Sie dafür mit den kleinen Fingern mit leichtem Druck auf den jeweiligen Punkt und führen Sie dabei langsame Kreise aus, während Sie den Druck durchgehend halten. Das Ganze sollte wie in Zeitlupe geschehen.
Kreisen Sie dabei neunmal zueinander, dann neunmal auseinander. Drücken Sie abschließend dreimal sanft auf den jeweiligen Punkt, wobei Sie ausatmen, wenn Sie den Punkt drücken, und ein, wenn Sie loslassen:

- Blase 1: Fischkopf
- Gallenblase 1: Fischschwanz
- Magen 1: Fischbauch
- Shangming: Fischrücken

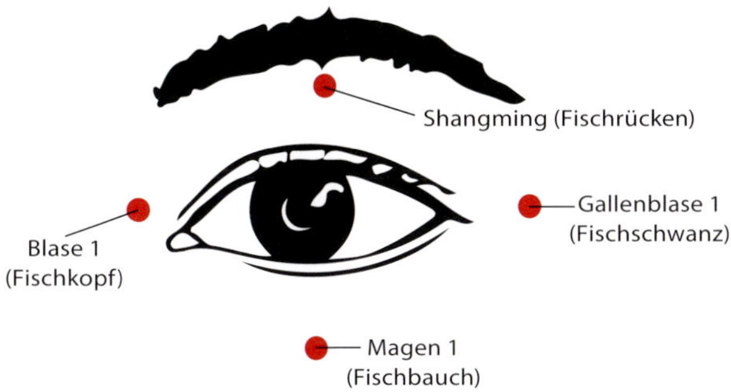

Bild 1

Öffnen Sie die Augen und bringen Sie Ihre Handflächen direkt vor Ihre Augen (Bild 2). Drehen Sie die Handflächen nach außen, sodass Sie vom Körper weg zeigen, und schieben Sie sie sanft nach vorn, bis Ihre Arme beinahe ganz gestreckt sind. Drehen Sie die Handflächen wieder zu den Augen und bewegen Sie sie langsam wieder Richtung Augen. Führen Sie diesen Abschnitt mit geöffneten Augen durch.

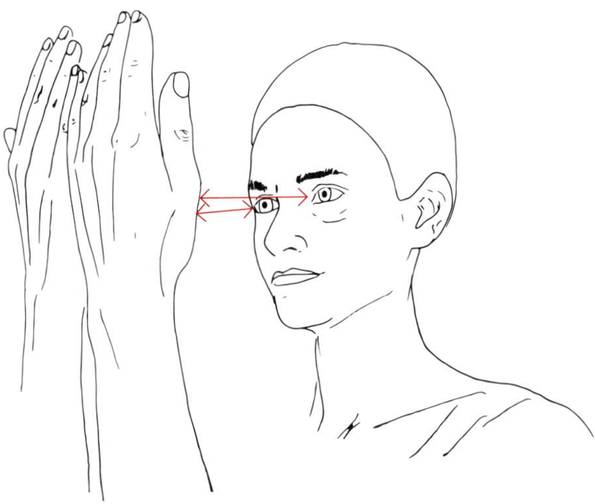

Bild 2

Reiben Sie nun die Handflächen aneinander, bis sie warm werden. Bedecken Sie die offenen Augen mit ihnen, wobei jeweils ein Hohlraum zwischen Handfläche und Augen bleiben sollte.
Kreisen Sie danach neunmal mit Ihren Kleinfingern um die Augen (Bild 3), wobei Sie einen leichten Druck ausüben. Beide Augen werden zeitgleich umkreist. Anschließend kreisen Sie sechsmal in entgegengesetzter Richtung.

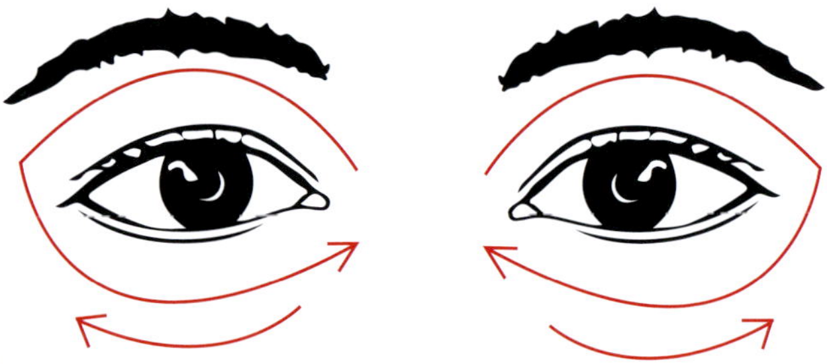

Bild 3

Senken Sie Ihre Hände; lassen Sie sie bequem auf einer Unterlage oder Ihren Oberschenkeln liegen. Halten Sie Ihren Kopf aufrecht und richten Sie Ihren Blick Richtung Horizont. Kreisen Sie Ihre Pupillen langsam dreimal in großen Kreisen gegen den und anschließend dreimal im Uhrzeigersinn. Achten Sie dabei darauf, dabei den Kopf nicht zu bewegen. Blicken Sie zum Abschluss für mindestens eine halbe Minute etwa 50 Meter (oder weiter) in die Ferne, ohne direkt etwas zu fokussieren.
Führen Sie dann Ihre Hände mit den Handflächen zum Körper (ohne diesen zu berühren) an Ihrer Vorderseite bis über den Kopf, am Hinterkopf entlang nach unten und auf Halshöhe wieder nach vorne. Legen Sie die Handflächen auf ungefährer Höhe der Schlüsselbeine am Körper auf und streichen Sie sie langsam den Vorderkörper bis auf Bauchhöhe nach unten. Wenn Sie möchten, können Sie Ihre Handflächen dann etwas unter dem

Bauchnabel aufeinander auflegen – Frauen die rechte Hand unten, Männer die linke. Die richtige Position liegt auf Höhe von etwa zwei Ihrer eigenen Daumenbreite unter dem Nabel. Alternativ können Sie die Handflächen bequem auf eine Unterlage oder Ihre Oberschenkel legen. Bleiben Sie noch einige Minuten still sitzen und versuchen Sie, mit geschlossenen Augen »nachzuspüren«.

Um den Fisch kreisen

Die Übung eignet sich sowohl zur Prophylaxe als auch bei bestehender Kurz- oder Weitsichtigkeit. Die verwendeten Akupunkturpunkte sind zwar dieselben, die Abfolge unterscheidet sich jedoch je nach Situation:

- Sollten Sie die Übung prophylaktisch ausführen, gehen Sie die acht Punkte jeweils ein- bis dreimal in einer Richtung, dann dieselbe Anzahl in die entgegengesetzte Richtung nacheinander durch. Mit welcher Richtung Sie beginnen, bleibt Ihnen überlassen.
- Bei Weitsichtigkeit gehen Sie die Punkte bitte dreimal vom ersten bis zum achten Punkt durch.
- Bei Kurzsichtigkeit ist die Abfolge dreimal jeweils vom achten bis zum ersten Punkt.

Setzen Sie sich möglichst entspannt und mit aufrechter Wirbelsäule auf einen Stuhl. Gerne können Sie dabei vor einem Tisch Platz nehmen und Ihre Ellenbogen aufstützen, damit Schultern und Nacken während der Übung möglichst entspannt bleiben.
Massieren Sie die folgenden Akupunkturpunkte jeweils nacheinander – immer zeitgleich auf der linken und rechten Körperseite. Drücken Sie dafür mit den kleinen Fingern jeweils mit leichtem Druck auf den jeweiligen

Punkt und führen dabei für jeweils eine halbe Minute langsame Kreise im Uhrzeigersinn aus, während Sie den Druck durchgehend halten. Das Ganze sollte wie in Zeitlupe geschehen.

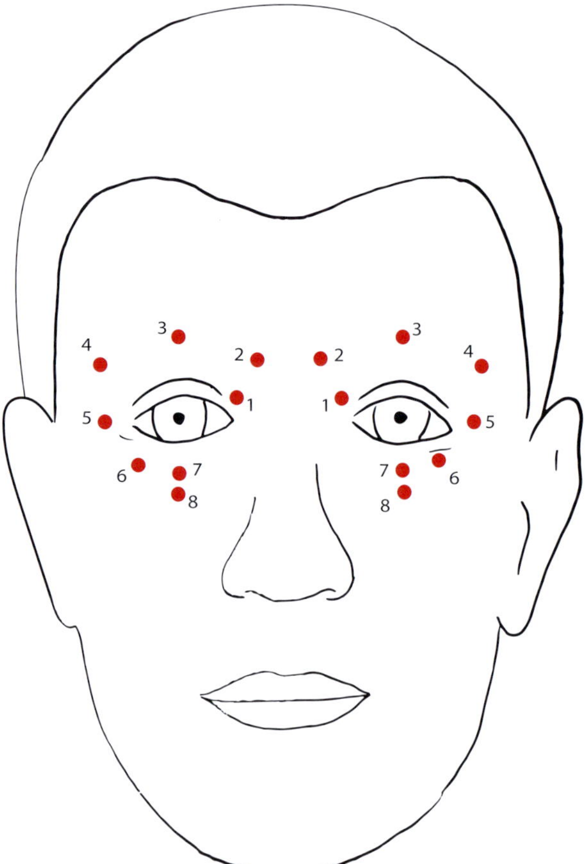

Augenübung bei grauem Star

Diese Übung eignet sich sowohl zur Vorbeugung als auch bei bereits vorhandenem grauem Star.

Setzen Sie sich so entspannt wie möglich mit aufrechter Wirbelsäule hin. Wenn Sie möchten, können Sie für die Übung die Ellenbogen auf einem Tisch vor sich auflegen: So bleiben die Schultern entspannt. Legen Sie die Zungenspitze durchgehend sanft an den Gaumen hinter die oberen Schneidezähne.

Führen Sie die folgenden vier Atemzüge dreimal hintereinander aus: Einatmen durch die Nase, Ausatmen durch den Mund, Einatmen durch die Nase, Ausatmen durch die Nase. Atmen Sie danach natürlich weiter. Anschließend folgen vier weitere Schritte:

IN DIE FERNE BLICKEN

Blicken Sie einige Minuten lang in die Ferne. Wenn sich grüne Objekte (beispielsweise Bäume oder eine Wiese) vor Ihnen befinden, blicken Sie sie wie in einem Tagtraum an, ohne sie mit Ihrem Blick zu fixieren. Alternativ können Sie auch versuchen, sich eine grüne Farbe oder Landschaft vorzustellen. Dies mag am Anfang zunächst schwierig erscheinen, wird jedoch von Mal zu Mal einfacher. Das Grün ist nicht zwangsläufig nötig; das Einbinden der grünen Farbe kann jedoch die Wirkung der Übung verstärken.

Nehmen Sie dann Ihren »Blick zurück«. Sie können sich dabei einen sehr sanften (!) feinen Faden vorstellen, über den Sie Ihren Blick in einer Geraden wieder zurückziehen. Die Augen sollten dabei idealerweise schwer werden und wie von selbst sacht zufallen.

Richten Sie Ihre Aufmerksamkeit nun behutsam auf den Augapfel. Öffnen Sie Ihre Augen und führen Sie den gesamten Abschnitt weitere zwei Male durch.

KOPF DREHEN

Drehen Sie den Kopf langsam um 45 Grad nach rechts. Drehen Sie, nachdem Sie in der Endposition angekommen sind (nicht überdehnen!), die Augen langsam und sanft sechsmal (bzw. achtmal, wenn Sie zusätzlich an Leberbeschwerden leiden) im Uhrzeigersinn.

Bewegen Sie den Kopf zurück in die Mitte, warten Sie einige Sekunden und drehen dann den Kopf um 45 Grad nach links. Drehen Sie diesmal in der Endposition die Augen langsam und sanft sechsmal (bei Leberbeschwerden achtmal) gegen den Uhrzeigersinn.

Diesen Abschnitt der Übung führen Sie anfangs nur einmal aus, damit sich Ihre Augen langsam an die durch die Übung entstehende Energie gewöhnen können und das Üben sie nicht überlastet. Nach einigen Wochen regelmäßiger Übungspraxis können Sie auf insgesamt drei Wiederholungen steigern.

ZUR SEITE BLICKEN

In diesem Abschnitt wärmen Sie zunächst die Augen, indem Sie zuerst Ihre Handflächen aneinander reiben und sie anschließend auf die offenen Augen legen. Achten Sie dabei darauf, dass sich Ihre Hände dabei leicht wölben, sodass ein Hohlraum zwischen Handflächen und Augen bestehen bleibt.

Lassen Sie die Augen weiterhin geöffnet und bewegen Sie sie in gerader Linie nach rechts und wieder in die Mitte (dabei nach vorne schauend) zurück. Lassen Sie sich nicht davon irritieren, dass es unter den Handflächen etwas dunkel anmutet – auch wenn es dort, wo etwas Licht durch die zusammengelegten Hände dringt, zu hellen Stellen kommen kann. Wiederholen Sie diesen Ablauf weitere fünf Male, sodass Sie die Bewegung (rechts-Mitte) insgesamt sechsmal durchgeführt haben.

Danach wiederholen Sie die gleichen Bewegungen sechsmal auf der anderen Seite (links-Mitte). Sie bewegen die offenen Augen also unter den Handflächen nacheinander jeweils nach links und wieder in die Mitte zurück.

Drücken Sie die Hände nun dreimal sanft auf Ihr Gesicht, wobei Sie zwischen den Druckbewegungen jeweils entspannen. Achten Sie darauf, den Hohlraum zwischen Handflächen und Augen stets beizubehalten: Es werden also lediglich die Augenrahmen leicht gedrückt. Atmen Sie durch den Mund aus, wenn Sie die Hände andrücken und durch die Nase ein, wenn Sie loslassen und entspannen.

Schließen Sie nun die Augen, legen Sie Ihre Hände entspannt ab und atmen Sie ganz natürlich weiter. Sollte sich vermehrter Speichel gebildet haben, versuchen Sie, ihn in drei Portionen aufzuteilen und achtsam zu schlucken.

MASSAGE

Massieren Sie nun nacheinander die folgenden Akupunkturpunkte, und zwar zeitgleich auf der linken und der rechten Körperseite:

- Blase 1: Fischkopf
- Gallenblase 1: Fischschwanz
- Shangming: Fischrücken
- Magen 1: Fischbauch
- Extrapunkt: schräg unterhalb des Augeninnenpunktes auf der Nasenwurzel

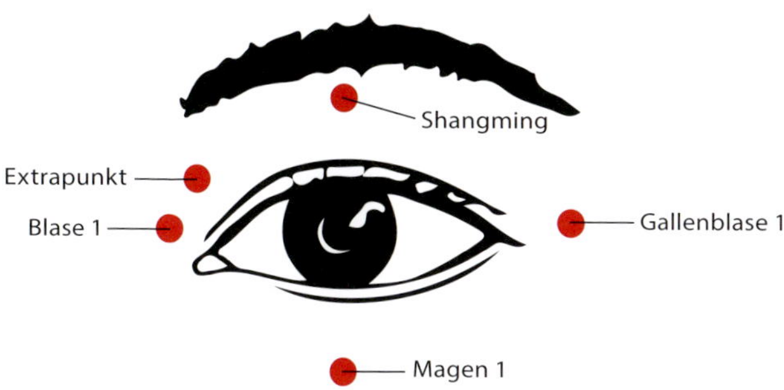

Drücken Sie mit dem kleinen Finger leicht auf den jeweiligen Punkt. Führen Sie dabei langsame Kreise aus – beinahe in Zeitlupe –, während Sie den Druck durchgehend beibehalten.
Kreisen Sie neunmal zueinander, dann neunmal auseinander. Drücken Sie zum Abschluss dreimal sanft auf den jeweiligen Punkt, wobei Sie ausatmen, wenn Sie den Punkt drücken, und ein, wenn Sie loslassen (ohne den Körperkontakt zu verlieren).
Für diesen Übungsabschnitt können Sie die Augen gerne optional schließen. Bleiben Sie anschließend noch einige Minuten mit geschlossenen Augen ruhig und entspannt sitzen.
Mit der Zeit können Sie den Massageabschnitt dreimal nacheinander ausführen.

Bei bestehenden Beschwerden machen Sie die gesamte Übung täglich dreimal, und zwar jeweils zu unterschiedlichen Zeiten.

Augenübung bei grünem Star oder hohem Augeninnendruck

Setzen Sie sich so entspannt wie möglich mit aufrechter Wirbelsäule auf einen Stuhl. Wenn Sie möchten, können Sie für die Übung die Ellenbogen auf einem Tisch vor sich auflegen, damit Ihre Schultern entspannt bleiben. Legen Sie die Zungenspitze während der gesamten Übung sanft an den Gaumen hinter die oberen Schneidezähne. Entspannen Sie Ihren Körper und Geist so gut wie möglich.
Jeder der hier angegebenen Akupunkturpunkte sollte wie folgt massiert werden: Legen Sie gleichzeitig auf der linken und rechten Körperseite beliebige Finger auf die jeweiligen Punkte. Üben Sie sanften Druck aus.

Kreisen Sie langsam neunmal nach innen, dann neunmal nach außen, während Sie den Druck konstant halten. Drücken Sie abschließend dreimal sanft auf die Punkte, wobei Sie ausatmen, wenn Sie den Punkt drücken, und ein, wenn Sie loslassen (ohne den Körperkontakt zu verlieren).

Führen Sie dann diese vier Atemzüge dreimal hintereinander aus: Einatmen durch die Nase, Ausatmen durch den Mund, Einatmen durch die Nase, Ausatmen durch die Nase.

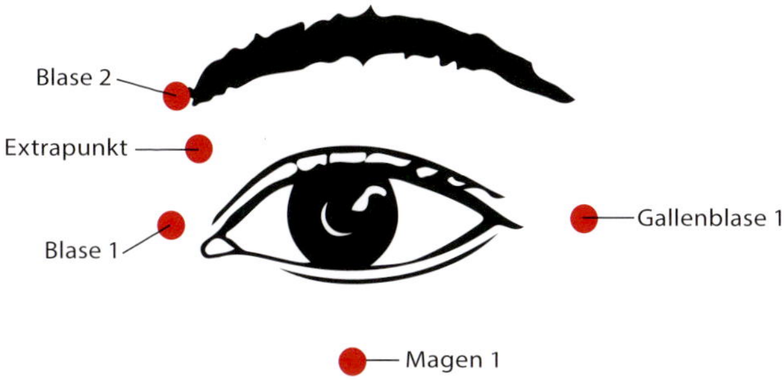

Nach dieser Beschreibung gehen Sie nun folgendermaßen vor:

- Massieren Sie Blase 2 sowie den Extrapunkt.
- Kneten Sie mit Ihren Fingerkuppen fest vom Haaransatz der Stirn bis in den Nacken, so als wollten Sie Ihre Haare shampoonieren. Beachten Sie dabei besonders auch die Kopfseiten. Wiederholen Sie das Kneten insgesamt neunmal.
- Massieren Sie anschließend Blase 1 und klopfen Sie dann dreimal mit den kleinen Fingern am Augenknochenrand entlang.
- Massieren Sie Gallenblase 1. Klopfen Sie erneut dreimal mit den kleinen Fingern um die Augen herum.
- Klopfen Sie nun sanft dreimal das gesamte Gesicht mit Ihren Fingerkuppen vom Haaransatz der Stirn bis zum Kinn.
- Massieren Sie dann Blase 2 sowie Magen 1 und klopfen Sie danach erneut Ihr Gesicht von oben nach unten ab.

- Reiben Sie die Handflächen aneinander, bis sie warm werden. Legen Sie sie für eine halbe Minute auf Ihre Augen, wobei Sie nicht fest drücken sollten und ein Hohlraum zwischen Augen und Handflächen bleiben sollte. Lassen Sie Ihr Gefühl entscheiden, ob Sie Ihre Augen bei diesem Schritt offen oder geschlossen halten möchten.
- Klopfen Sie Ihr Gesicht ein weiteres Mal vom Haaransatz bis zum Kinn mit den Fingerkuppen ab.
- Massieren Sie den Extrapunkt und klopfen Sie Ihr Gesicht erneut ab.
- Atmen Sie einige Atemzüge mit geschlossenen Augen sanft ein und aus und fahren Sie dann mit der Lebermassage fort.

LEBERMASSAGE

Für diesen Abschnitt der Übung legen Sie Ihre Handflächen auf die Leberregion (rechte Körperseite, etwa auf Höhe der untersten Rippe) und üben einen sehr sanften Druck aus. Bei Frauen sollte die rechte, bei Männern die linke Hand unten liegen. Frauen kreisen nun 36-mal nach rechts, dann 24-mal nach links. Männer kreisen zunächst 36-mal nach links, dann 24-mal nach rechts. Drücken Sie nach dem Kreisen sanft dreimal auf den Bereich, wobei Sie ausatmen, wenn Sie den Punkt drücken, und ein, wenn Sie loslassen. Behalten Sie dabei immer den Körperkontakt bei.

Atmen Sie einige Atemzüge mit geschlossenen Augen sanft ein und aus und fahren Sie dann mit der Massage der Shenshu-Punkte fort. Hierzu legen Sie die Handrücken auf die entsprechende Region und reiben neunmal auf und ab, wobei Sie nach unten hin einen stärkeren Druck ausüben sollten.

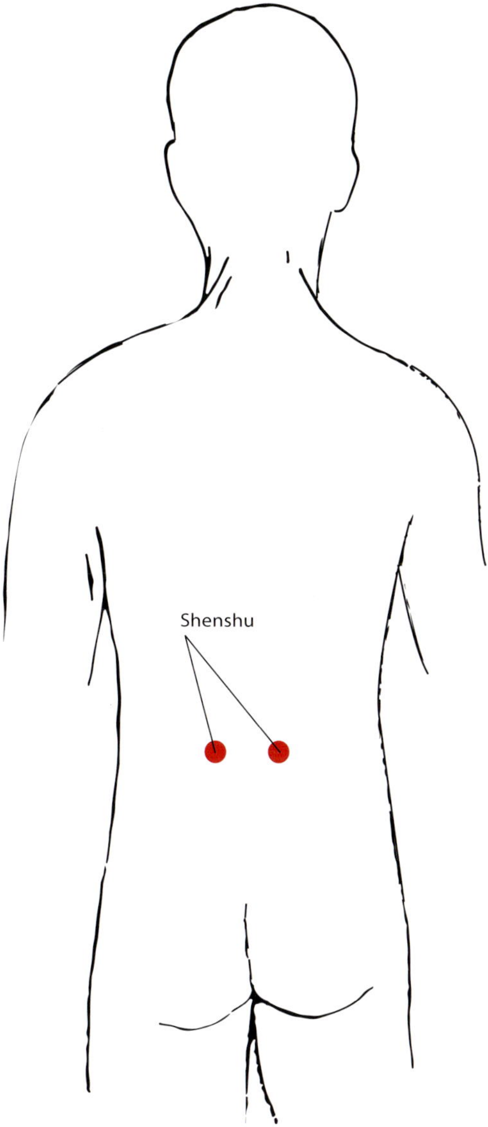
Shenshu

Mit den Augen hören

Eine sehr schöne Übung, die vom Qigong-Lehrer Jumin Chen stammt, ist es zu versuchen, mit den Augen zu hören. Legen, setzen oder stellen Sie sich dazu bequem hin. Schließen Sie die Augen und entspannen Sie sich so gut wie möglich. Atmen Sie einige Atemzüge sanft ein und aus und versuchen Sie dann, Geräusche in Ihrer Umgebung mit den Augen zu »hören«. Dies mag anfangs sehr seltsam anmuten. Mit einiger Übungspraxis wird es Ihre Sinneswahrnehmungen jedoch mehr und mehr öffnen und stärken. Gerne können Sie auch probieren, weit entfernte Klänge über die Augen zu »hören«.

Aufmerksamkeitsübung

Diese Übung ist für Menschen gedacht, die Sehhilfen verwenden oder deren Sehfähigkeit sich so verschlechtert hat, dass sie darüber nachdenken, sich demnächst eine verschreiben zu lassen.

Setzen Sie sich an eine Stelle, an der Sie normalerweise mit etwas beschäftigt sind, zum Beispiel mit Lesen, der Arbeit etc. Für die Übung sollten Sie fünf bis zehn Minuten lang ungestört sein. Sitzen Sie bequem und entspannen Sie sich so gut wie möglich. Legen Sie Ihre Brille in Ihrer Nähe griffbereit ab oder nehmen Sie Ihre Kontaktlinsen heraus. Schließen Sie die Augen.

Atmen Sie einige Atemzüge ruhig ein und aus und öffnen dann Ihre Augen. Diese Übung besteht im Grunde »nur« darin, sitzen zu bleiben und die Umgebung zu betrachten. Vielleicht werden Sie irgendwann ungeduldig und Sie setzen die Brille einfach wieder auf. Oder Sie beginnen, Ihrer gewöhnlichen Tätigkeit nachzugehen, und bemerken dies erst, nachdem Sie die Brille aufgesetzt haben. Interessant ist es, wenn Sie Ihre Brille nach einigen Minuten einfach unbewusst wieder aufsetzen und die Körperbewegung dominanter ist als die bewusste Entscheidung dazu.

Wiederholen Sie die Übung einige Tage oder Wochen hinweg jeden Tag beziehungsweise so regelmäßig wie möglich. Wenn Sie feststellen, dass Sie einen Drang verspüren, die Brille wieder aufzusetzen, entscheiden Sie sich bewusst dagegen und halten mit geöffneten Augen inne. Tritt Unsicherheit auf, je länger Sie auf Ihre Brille verzichten? Werden Sie unruhig, besorgt oder ängstlich? Empfinden Sie einen Kontrollverlust? Versuchen Sie, Ihre Gefühlswelt so deutlich wie möglich wahrzunehmen und – möglichst ohne Rückschlüsse zu ziehen – »einfach nur« zu beobachten.

BEWUSSTES WAHRNEHMEN

In den Augen Qigong-Seminaren, die ich seit mehreren Jahren anbiete, ermutige ich die Teilnehmenden immer, ihre Sehhilfen abzulegen – nicht nur während des Unterrichts, sondern auch während der Pausen. Die Rückmeldung, die ich nach teilweise nur einem Wochenende erhalte, ist eine deutliche Verbesserung der Sehfähigkeit, auch bei Teilnehmern mit starken Sehbeschwerden, die sich als »blind wie ein Maulwurf« bezeichnen.

Der Griff zur Brille als gelernter Reflex

Besonders interessant ist die Beobachtung, wann ein echter Drang zur Sehhilfe entsteht. Sie wird nämlich oft in ähnlichen Situationen ganz »automatisch« aufgesetzt.

Ich ermutige die Teilnehmer, diesen Moment und die eigenen Emotionen und Gedanken dabei so bewusst wie möglich wahrzunehmen, möglichst ohne zu beurteilen oder zu versuchen, irgendeinen kausalen Zusammenhang herzustellen. Versuchen Sie, diese Situationen ebenso wahrzunehmen und insbesondere zu beobachten, was in diesen Momenten emotional in Ihnen vor sich geht. Nicht nur vereinzelt half dies dabei, einem Aspekt der Sehminderung »auf die Schliche zu kommen«. Im schlimmsten Fall schulen Sie »einfach nur« Ihre Achtsamkeit und die Wahrnehmung Ihrer selbst.

Fokus-Übung

Bei dieser Übung trainieren Sie, eine bestimmte Scharfstellung auch mit geschlossenen Augen zu halten. Wählen Sie in einem Buch oder in der Zeitung ein Wort aus. Stellen Sie den Blick darauf scharf und fixieren Sie das Wort für drei Sekunden.

Jetzt schließen Sie die Augen für drei Sekunden. In dieser Zeit sehen Sie das Wort nicht, sagen sich aber, dass Ihre Augen weiterhin darauf fokussiert sind.

Wenn Sie die Augen nach drei Sekunden wieder öffnen, prüfen Sie, ob das Wort noch scharf und klar zu erkennen ist. Wenn dies so ist, können Sie die Zahl der Sekunden, für die Sie die Augen geschlossen halten, langsam erhöhen – fünf, sieben, zehn Sekunden oder länger.

Licht aussenden

Forscher haben nachgewiesen, dass sowohl Licht als auch Farbe eine große Rolle bei der Regulierung biologischer Körperaktivitäten durch Enzyme spielen können. Auch können unterschiedliche Farbtöne zu Heilungszwecken angewandt werden. Bei der folgenden Visualisierungsübung werden die Energien unterschiedlicher Farbtöne in die Übung mit einbezogen. Unter Umständen kann dies anfangs sehr schwerfallen. Lassen Sie sich dadurch jedoch nicht entmutigen. Die Visualisierungsfähigkeit ist wie ein Muskel, der trainiert werden kann. Je öfter Sie üben, desto besser wird es Ihnen gelingen – auch wenn Sie unter Umständen einige Wochen Geduld benötigen.

Führen Sie die folgende Übung mit durchgehend geschlossenen Augen aus. Gerne können Sie sie auch mehrfach an einem Tag machen. Empfehlenswert ist es, einige Übungspraxis mit der Zusatzübung *Qi in die Akupunkturpunkte leiten* (siehe Seite 105) zu sammeln, bevor Sie mit dem Aussenden beginnen.

Setzen oder stellen Sie sich bequem hin und reiben Sie Ihre Handflächen einige Minuten fest aneinander, bis sie warm werden. Drücken Sie dann die Fingerkuppen fest aneinander, entspannen Sie sie wieder und wiederholen Sie auch dies einige Male. Lassen Sie die Fingerspitzen beider oder einer beliebigen Hand auf den Bereich zwischen Ihren Augenbrauen zeigen. Stellen Sie sich dann vor, dass Licht in einem sanften, nicht zu kräftigen Grünton aus Ihren Fingerspitzen in diesen Bereich strömt.

Richten Sie Ihre Aufmerksamkeit beim Einatmen auf die Fingerspitzen und lassen Sie beim anschließenden Ausatmen sanft und langsam das grüne Licht aus den Fingern in den Bereich fließen. Führen Sie die Übung neun Atemzüge lang aus. Stellen Sie sich anschließend dasselbe für drei Atemzüge mit gelbem statt grünem Licht vor, wobei es sich wieder um einen sanften, eher pastellfarbenen statt kräftigen Farbton handeln sollte.

Lassen Sie die Hände wieder absinken (beispielsweise auf Ihren Schoß) und atmen Sie einige Atemzüge sanft und ruhig ein und aus.

Stellen Sie sich dann vor, dass Ihre Hände von einem sanften, transparenten blauen Licht umhüllt sind, welches Ihre Finger bis zu einer halben Daumenbreite ausstrahlen. Wischen Sie mit Ihren Fingerspitzen neunmal sanft über die geschlossenen Augen und stellen Sie sich dabei vor, dass Sie Verspannungen und Blockaden sanft aus den Augen wischen.

Schütteln Sie Ihre Hände danach aus und lassen Sie die Fingerspitzen beider oder einer beliebigen Hand wieder auf den Bereich zwischen Ihren

Augenbrauen zeigen. Konzentrieren Sie sich bei der Einatmung auf Ihre Fingerspitzen und lassen Sie bei der Ausatmung jeweils sanft transparentes, hell lilafarbenes Licht von den Fingerspitzen in den Bereich fließen. Führen Sie dies insgesamt neunmal durch.

Führen Sie dann eine beliebige Hand hinter den Hinterkopf. Dabei sollte Ihre Handfläche zu Ihrem Hinterkopf zeigen und sich etwa auf Augenhöhe befinden. Lassen Sie langsam und sanft transparentes, grünes Licht von Ihrer Handfläche in den Bereich fließen, wobei Sie sich bei der Einatmung auf die Handfläche und beim Ausatmen auf das Aussenden des grünen Lichts konzentrieren. Machen Sie dies insgesamt dreimal.

Stellen Sie dann einen etwas größeren Abstand zu Ihrem Kopf her und nehmen Sie die andere Hand hinzu. Lassen Sie die Fingerspitzen beider Hände ungefähr in Richtung auf Ihren Hinterkopf zeigen. Konzentrieren Sie sich bei der Einatmung auf die Fingerspitzen und lassen Sie bei der Ausatmung ein weiches, transparentes, weißes Licht durch den Hinterkopf in die Mitte des Kopfes und anschließend in zwei Bahnen jeweils zu einem Augapfel fließen. Halten Sie den Atem kurz an und stellen Sie sich vor, dass Ihre Augäpfel von dem milden, warmen weißen Licht umhüllt sind und sie sanft strahlen.

Bei der erneuten Einatmung konzentrieren Sie sich wieder auf die Fingerspitzen und führen den Ablauf erneut aus. Wiederholen Sie ihn maximal dreimal, wobei Sie bei jedem Mal auf Ihr Gefühl achten sollten. Wenn Sie beispielsweise nach dem ersten Mal das Gefühl haben, dass Ihre Augen genug energetisiert sind, belassen Sie es gerne bei dem einen Mal.

Nehmen Sie die Hände nun wieder nach vorn. Legen Sie sie nach Belieben auf Ihren Oberschenkeln oder einer Unterlage vor sich ab, während Sie sich erneut vorstellen, dass sie von einem sanften, blauen Farbton umhüllt sind. Streichen Sie dann dreimal in einem Abstand von etwa einer halben Daumenbreite vor Ihren Augen und hinter Ihrem Hinterkopf entlang, so als wollten Sie das warme, transparente weiße Licht »versiegeln«.

Lassen Sie Ihre Augen abschließend noch eine halbe bis eine Minute geschlossen ruhen. Wenn Sie möchten, können Sie Ihre Handflächen auflegen, wobei ein Zwischenraum zwischen Augen und Handflächen bleiben sollte und Sie sich diesmal auf nichts konzentrieren sollten. Wenn Sie dann die Augen öffnen, versuchen Sie nicht, sofort etwas im Raum oder in Ihrer Umgebung zu fokussieren. Versuchen Sie stattdessen, wie mit einem Röntgenblick durch Wände und Gegenstände hindurchzusehen und Ihren Blick nur langsam »zurückzunehmen«.

Gezielte Massageübungen

Die Augen sind von vielen wichtigen Akupunkturpunkten umgeben, die sich wiederum auf den Energieleitbahnen (Meridianen) befinden. Oftmals bezeichnet man diese Akupunkturpunkte auch als Eingänge in die Meridiane (»Tore«).

Im Folgenden werden einige wichtige Akupunkturpunkte samt den Beschwerden genannt, bei denen sie verstärkt zum Einsatz kommen können. Einige erwähnte Punkte (beispielsweise Ex1 oder Ex2) befinden sich nicht auf dem Meridiansystem, haben jedoch ebenso einen direkten Bezug zur Augengesundheit und können bei den jeweils genannten Beschwerden eine positive Wirkung ausüben.

Wenn Sie sich an einer Stelle wiederfinden, können Sie gerne zusätzlich zu den im Übungsteil vorgestellten Übungen – oder auch unabhängig davon – den jeweiligen Punkt behandeln. Bei akuten Beschwerden können Sie die Behandlung mehrmals täglich durchführen, bei chronischen Problemen hat es sich bewährt, jeweils einen Tag Pause zwischen dem Massieren der Punkte zu lassen.

Zudem finden Sie im Anschluss Kombinationen von Akupunkturpunkten, die sich bei den angegebenen Augenbeschwerden als sehr hilfreich erwiesen haben und die gezielt im Rahmen einer eigenständigen Massageübung eingesetzt werden.

Bild 1 bis 3 (Die Punkte sind zum Teil mehrfach abgebildet)

- Blase 1 (Jingming): alle Augenbeschwerden, v. a. grauer Star, Netzhautentzündung, Beschwerden des Sehnervs
- Blase 2 (Zanzhu): alle Augenbeschwerden
- Blase 6 (Chengguang): alle Augenbeschwerden, besonders bei Film über dem Auge
- Dreifach-Erwärmer 17 (Yifeng): alle Augenbeschwerden, besonders Hornhauteintrübung
- Dreifach-Erwärmer 20 (Jiaosun): gerötete, geschwollene oder schmerzende Augen
- Dreifach-Erwärmer 23 (Sizhukong): gerötete Augen, Augenlideinstülpung
- Dumai 23 (Shangxing): schmerzende Augen, Kurzsichtigkeit
- Ex1, Ex6, Ex9, Ex11: alle Augenbeschwerden, Beschwerden des Seh nervs
- Ex2: grauer Star, Netzhautentzündung, Beschwerden des Sehnervs
- Ex3: grauer Star, Hornhautbeschwerden
- Ex4, Ex5: Beschwerden des Sehnervs, Hornhauteintrübung
- Ex7: grauer Star, Glaukom
- Ex8, Ex10: Schwierigkeiten beim Fokussieren, Hornhauteintrübung

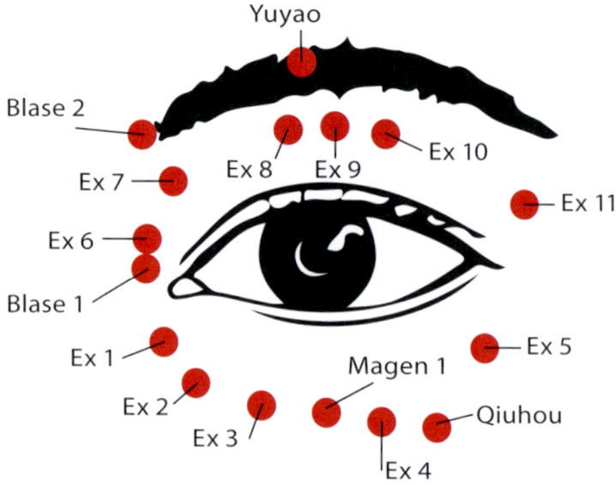

Bild 1

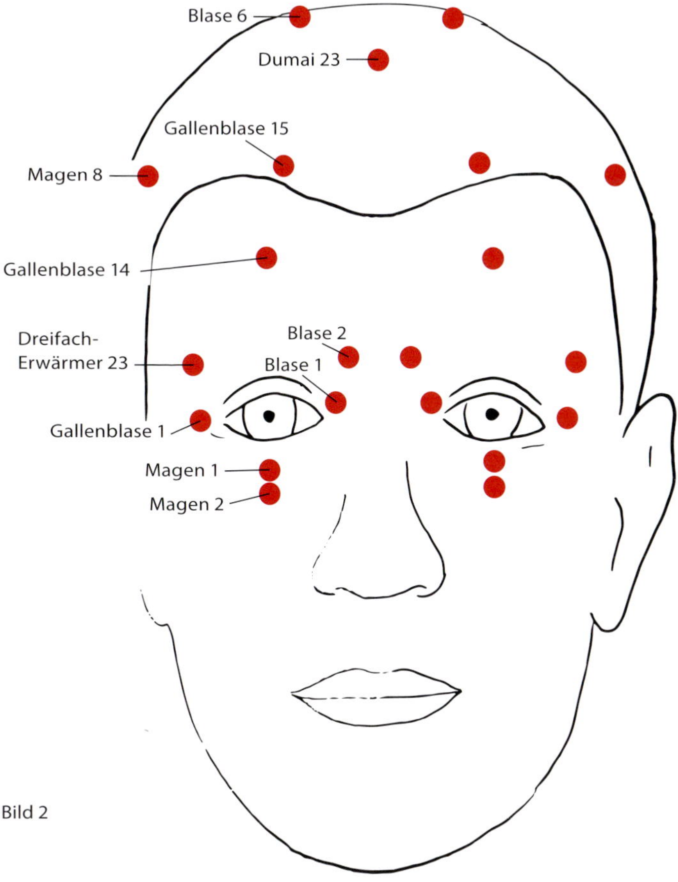

Bild 2

- Gallenblase 1 (Tongziliao): gerötete oder schmerzende Augen
- Gallenblase 12 (Wangu): verbessert die Sehfähigkeit, reguliert das Leber-Qi
- Gallenblase 13 (Benshen): verschwommene Sicht
- Gallenblase 14 (Yangbai): juckende Augen, zuckende Augenlider
- Gallenblase 15 (Toulinqi): Trübungen im Sichtfeld, Schmerzen im äußeren Augenwinkel

- Gallenblase 20 (Fengchi): alle Augenbeschwerden
- Magen 1 (Chengqi): alle Augenbeschwerden
- Magen 2 (Sibai): gerötete Augen, Hornhauteintrübung
- Magen 8 (Touwei): verschwommenes Sehen, schmerzende Augen, übermäßiger Tränenfluss, Augenlidkrämpfe
- Qiuhou: Kurzsichtigkeit, grüner Star, Schielen, grauer Star, Nachwirkungen eines Schlaganfalls, Genesung nach Augenoperationen, Netzhautveränderungen, Entzündung des Sehnervs

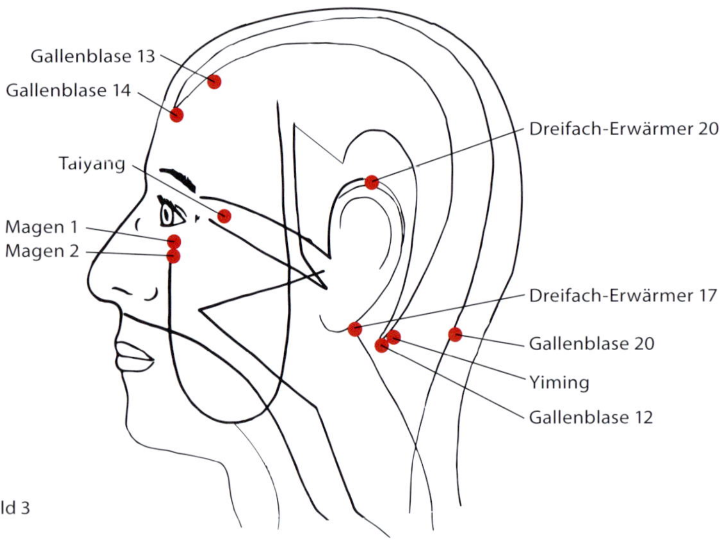

Bild 3

- Taiyang: alle Augenbeschwerden, besonders gerötete oder geschwollene Augen, Gerstenkorn
- Yiming: akuter Glaukomanfall (grüner Star), Beschwerden des Sehnervs, Weitsichtigkeit
- Yuyao: Bindehautentzündung, Kurzsichtigkeit, Gerstenkorn, Hornhautbeschwerden

Bild 4

- Blase 15 (Xinshu): unterstützt das Herz
- Blase 18 (Ganshu): alle Augenbeschwerden, tonisiert die Leber
- Blase 20 (Pishu): Ungleichgewicht der Flüssigkeitszirkulation, grüner Star, oberflächliche Hornhautdefekte, tonisiert die Milz
- Blase 23 (Shenshu): Beschwerden des Sehnervs

Bild 5

- Leber 2 (Xingjian): gerötete und schmerzhafte Augen
- Leber 3 (Taichong): alle Augenbeschwerden, v. a. schmerzende Augen, tonisiert Leber und Niere
- Leber 4 (Zhongfeng): unterstützt bei Ärger, stärkt das Leber-Yang
- Leber 5 (Ligou): bei trockenen Augen, Bindehautentzündung, unkontrollierten Wutausbrüchen, stärkt das Leber-Yin
- Leber 6 (Zhongdu): bei Bindehautentzündung
- Niere 3 (Taixi): bei Zahnschmerzen, Impotenz, unregelmäßiger Menstruation, stärkt die Leber- und Nierenenergie
- Milz 6 (Sanyinjiao): Treffpunkt von Leber-, Milz- und Nierenmeridian, stärkt das Yin

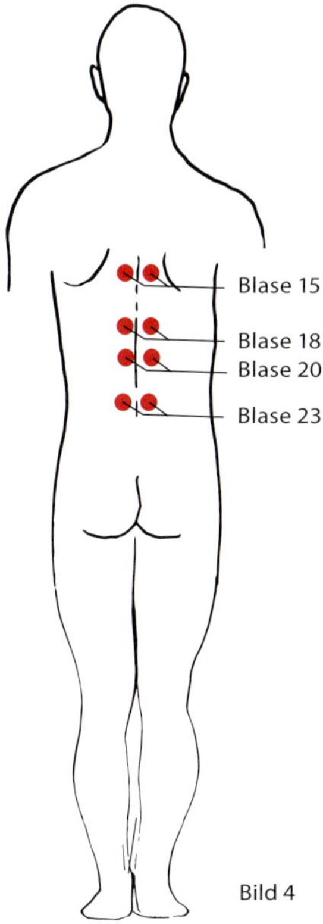

Bild 4

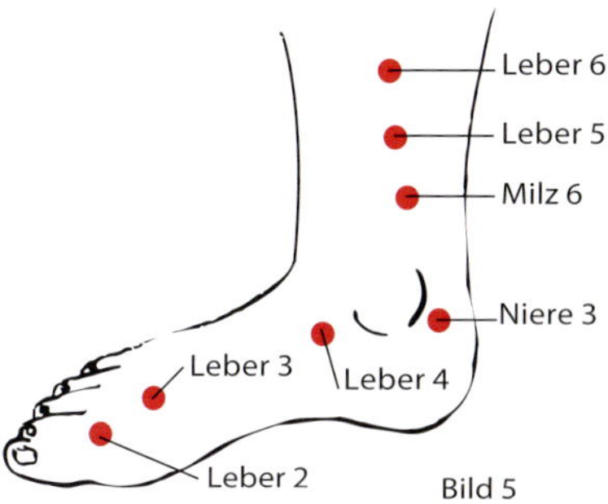

Bild 5

Bild 6

- Dreifach-Erwärmer 2 (Yemen), Dreifach-Erwärmer 3 (Zhongzhu): rote Augen, Augeneintrübung
- Dreifach-Erwärmer 5 (Waiguan): verstopfte Ohren, gut um Yang zu steigern bzw. Yin zu reduzieren
- Dickdarm 2 (Erjian): Hornhauteintrübung
- Dickdarm 4 (Hegu): alle Augenbeschwerden, besonders die im vorderen Augenbereich wie Bindehautentzündung (nicht anwenden während der Schwangerschaft oder bei Durchfall)
- Dünndarm 6 (Yanglao): Seheintrübung, grüner Star
- Dagukong: alle Augenbeschwerden, besonders grüner und grauer Star

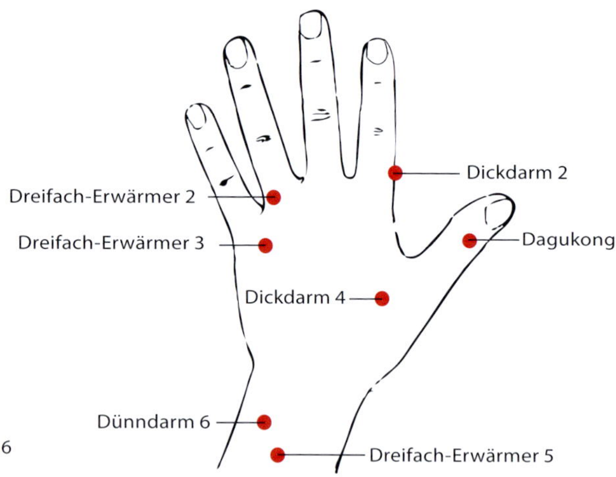

Bild 6

Bild 7

- Lunge 6 (Kongzui): bei Husten
- Lunge 7 (Lieque): bei Asthma, Kopf- oder Schulterschmerzen
- Herz 7 (Shenmen): Beruhigungspunkt (tendenziell auslassen bei schwachem Herz)

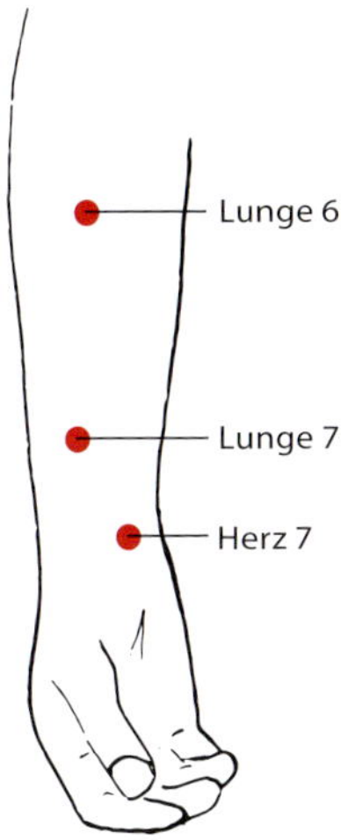

Bild 7

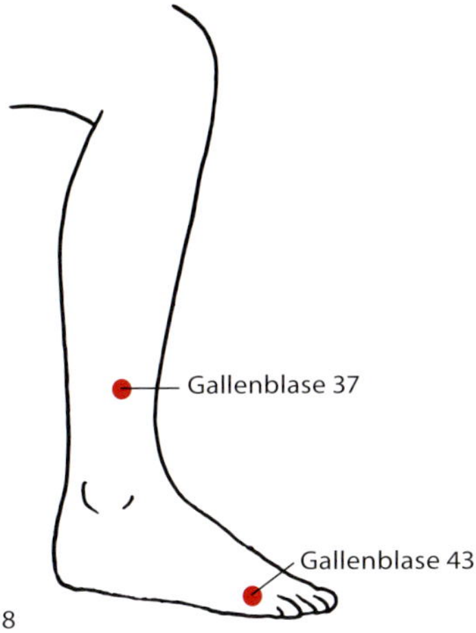

Bild 8

Bild 8

- Gallenblase 37 (Guangming): Nachtblindheit, grauer Star, schmerzende und juckende Augen, Weitsichtigkeit
- Gallenblase 43 (Xiaxi): alle Augenbeschwerden, Tonisierungspunkt (mehr Yang als Yin)

Bild 9

- Magen 36 (Zusanli): alle Mangelzustände des Körpers, harmonisiert das Qi, unterstützend bei allen Augenbeschwerden
- Magen 44 (Neiting): alle Augenbeschwerden, besonders die im vorderen Augenbereich
- Ex12 (eine halbe Daumenbreite unter dem Punkt Magen oder dem Akupunkturpunkt Magen 36): Kurzsichtigkeit

Bild 9

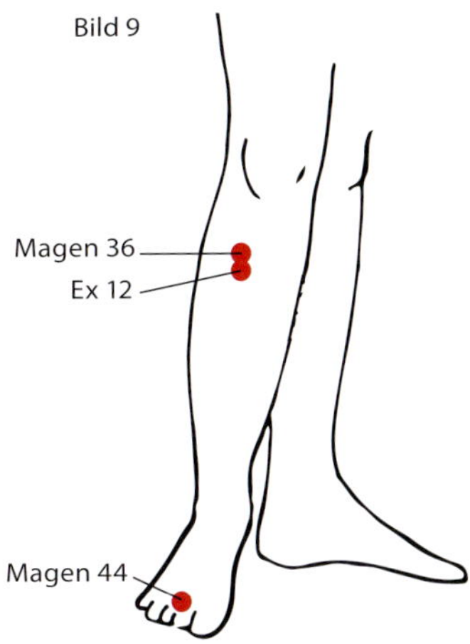

Setzen Sie sich für die folgenden Massageübungen möglichst entspannt und mit aufrechter Wirbelsäule auf einen Stuhl. Gerne können Sie dabei vor einem Tisch Platz nehmen und Ihre Ellenbogen aufstützen, damit Schultern und Nacken während der Übung entspannt bleiben.
Massieren Sie die angegebenen Akupunkturpunkte jeweils nacheinander und zeitgleich auf der linken und rechten Körperseite. Drücken Sie dafür mit den kleinen Fingern jeweils mit leichtem Druck auf den jeweiligen Punkt und führen Sie dabei langsam – beinahe in Zeitlupe – Kreise aus, während Sie den Druck durchgehend halten.
Kreisen Sie neunmal zueinander, dann neunmal auseinander und drücken Sie abschließend dreimal sanft auf den jeweiligen Punkt. Atmen Sie aus, wenn Sie den Punkt drücken, und ein, wenn Sie loslassen. Der Körperkontakt bleibt währenddessen bestehen. Um die Wirkung zu verstärken, können Sie bei vorhandenen Beschwerden alternativ auch 36-mal im Uhrzeigersinn und anschließend 24-mal gegen den Uhrzeigersinn kreisen.
Bleiben Sie nach der Massage noch einige Minuten mit geschlossenen Augen ruhig und entspannt sitzen.
Mit der Zeit können Sie den gesamten Ablauf dreimal ausführen. Machen Sie bei bestehenden Beschwerden die gesamte Übung täglich mehrmals zu unterschiedlichen Zeiten.

MASSAGEÜBUNG ZUR PROPHYLAXE UND BEI ALLEN AUGENBESCHWERDEN

Massieren Sie die Akupunkturpunkte Blase 2, Blase 1 und Magen 3.
Fahren Sie dann langsam mit leichtem Druck die Knochen der Augenhöhlen oben entlang, und zwar von innen nach außen. Beginnen Sie dabei am Fischkopf (Blase 1) und streichen Sie nach außen zum Fischschwanz (Gallenblase 1). Wiederholen Sie dies weitere zwei Male.
Legen Sie dann jeweils alle Finger einer Hand bis auf die Daumen auf den unteren Teil der Augenhöhlen sanft auf den Knochen auf. Kreisen Sie sechsmal nach außen, dann sechsmal nach innen.

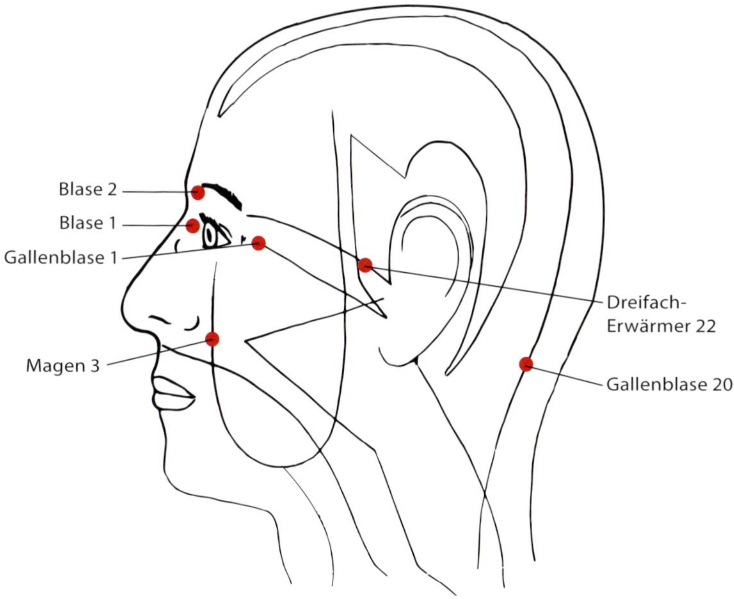

Massieren Sie anschließend den Fischschwanz (Gallenblase 1) und dann den Akupunkturpunkt Dreifach-Erwärmer 22.

Spreizen Sie nun alle Finger und massieren Sie Ihren Kopf, indem Sie vorne am Haaransatz beginnen und mit allen Fingern langsam den Kopf entlang bis in den Nacken kneten.

Massieren Sie abschließend den Akupunkturpunkt Gallenblase 20 und bleiben Sie noch einige Minuten mit geschlossenen Augen ruhig sitzen.

MASSAGEÜBUNG BEI KURZSICHTIGKEIT

Massieren Sie die Punkte Magen 1, Taiyang, Gallenblase 20 (diesen doppelt so lang wie die anderen Punkte), Dickdarm 4 (lassen Sie diesen bei Durchfall oder Schwangerschaft aus), Blase 18, Gallenblase 43, Leber 4, Gallenblase 12 sowie Ex12.

Versuchen Sie, diese Übung wöchentlich mindestens sechsmal durchzuführen und nach der Übung nicht sofort die Brille aufzusetzen.
Die verwendeten Akupunkturpunkte sind in den Bildern 3, 4, 5, 6, 8 und 9 dargestellt.

MASSAGEÜBUNG BEI WEITSICHTIGKEIT

Massieren Sie die Punkte Magen 1, Taiyang, Gallenblase 20, Blase 18 sowie Gallenblase 37 (diesen doppelt so lang wie die anderen Punkte).
Die verwendeten Akupunkturpunkte sind in den Bildern 3, 4 und 8 dargestellt.

MASSAGEÜBUNG BEI MAKULADEGENERATION UND NETZHAUTSCHÄDEN

Massieren Sie die Punkte Blase 1, Magen 1, Gallenblase 20, Yiming, Dreifach-Erwärmer 5, Dünndarm 6 sowie Dickdarm 4 (lassen Sie Dickdarm 4 bei Durchfall oder Schwangerschaft aus).
Die verwendeten Akupunkturpunkte sind in den Bildern 2, 3 und 6 dargestellt.

MASSAGEÜBUNGEN BEI SEHNERVENTZÜNDUNG

Massieren Sie die Punkte Blase 1 und Qiuhou (siehe Bild 1). Wenn Sie das Gefühl von Zorn oder unterschwelligem Ärger verspüren, ist eine zusätzliche Massage von Leber 2, Leber 3 und Dickdarm 4 empfehlenswert. (Bei Durchfall oder wenn Sie schwanger sind, lassen Sie Dickdarm 4 aus.) *Diese Akupunkturpunkte sind in den Bildern 5 und 6 dargestellt.*
Wenn Ihnen zu dem Zeitpunkt, als die Augenbeschwerden begannen, etwas Angst oder einen starken Schrecken eingejagt hat, können Sie zusätzlich die Punkte Gallenblase 13, Herz 7, Niere 3 und Blase 15 massieren.
Diese Akupunkturpunkte sind in den Bildern 3, 4, 5 und 7 dargestellt.
Des Weiteren kann eine Massage der folgenden Punktkombination die Heilung unterstützen: Magen 1, Gallenblase 14, Taiyang, Dickdarm 4 (lassen Sie diesen bei Durchfall oder Schwangerschaft aus), Leber 3, Gallenblase 20. *Diese Akupunkturpunkte finden Sie in den Bildern 3, 5 und 6.*

MASSAGEÜBUNG BEI GRÜNEM STAR (GLAUKOM)

Massieren Sie die Punkte Blase 18, Blase 20 sowie Blase 23 (siehe Bild 4). Eine weitere Kombination, die Sie bei grünem Star anwenden können, lautet wie folgt: Blase 2, Taiyang, Magen 2, Blase 18 sowie Blase 20. *Diese Akupunkturpunkte sind in den Bildern 1 und 3 dargestellt.*

MASSAGEÜBUNG BEI GRAUEM STAR (KATARAKT)

Massieren Sie die Punkte Blase 1, Taiyang, Gallenblase 16, Gallenblase 14, Dumai 20, Gallenblase 12, Gallenblase 21 sowie Dreifach-Erwärmer 15. Führen Sie abschließend drei Kreise im Uhrzeigersinn auf dem Punkt Niere 1 auf den Fußsohlen aus – erst auf der einen, dann auf der anderen Fußsohle.

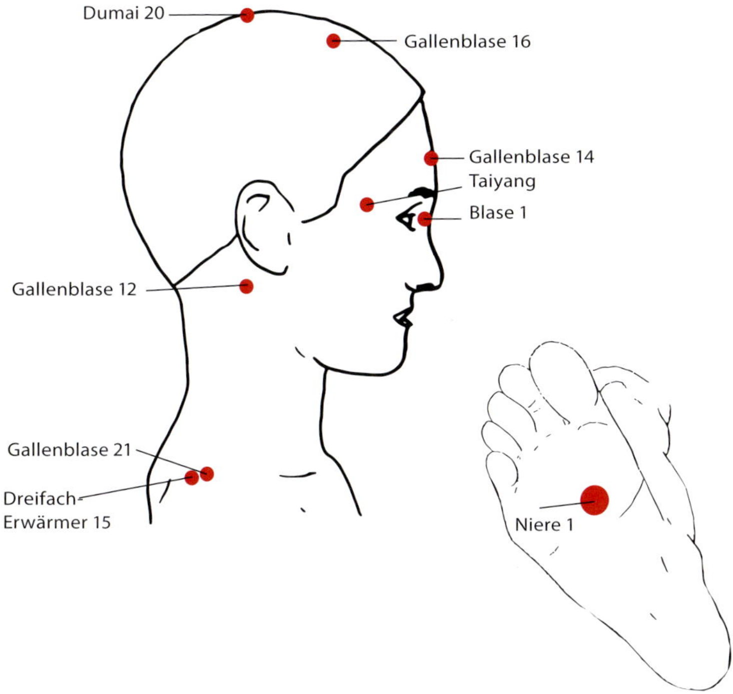

MASSAGEÜBUNG BEI BINDEHAUTENTZÜNDUNG

Massieren Sie die Punkte Taiyang, Dickdarm 4 (lassen Sie diesen bei Durchfall oder Schwangerschaft aus), Gallenblase 20 und Lunge 6 (falls dieser empfindlich ist) 36-mal im Uhrzeigersinn sowie 24-mal gegen den Uhrzeigersinn. Massieren Sie dann kreisend auf Leber 6 36-mal gegen den Uhrzeigersinn und 24-mal im Uhrzeigersinn.

Wenn Sie regelmäßig an einer Bindehautentzündung leiden, massieren Sie zusätzlich Leber 5 und Lunge 7 im täglichen Wechsel. In diesem Fall ist davon auszugehen, dass sich die Lungen- und Leberenergie im Ungleichgewicht befindet.

Die verwendeten Akupunkturpunkte sind in den Bildern 3, 5, 6 und 7 dargestellt.

MASSAGE VON ZUSATZPUNKTEN

Leiden Sie neben den Augenbeschwerden auch unter Müdigkeit und Antriebslosigkeit, ist es ratsam, zusätzlich die Leber- und Nierenenergie zu stärken. Liegen neben den Augenbeschwerden Schlafstörungen vor, ist eine zusätzliche Stärkung der Herzenergie sinnvoll.

Hilfreiche Akupunkturpunkte, um die Leber- und Nierenenergie zu stärken, sind Blase 23, Niere 3, Gallenblase 37 sowie Leber 3. Für die Herzenergie eignen sich Herz 7 und Blase 15. Ebenso oft wird der Einsatz von Leber 2 und Milz 6 empfohlen, da diese Punkte stagnierendes Blut bewegen und damit die Versorgung der Augen mit Blut und Qi fördern können.

Die verwendeten Akupunkturpunkte sind in den Bildern 4, 5, 7 und 8 dargestellt.

Zusatzübung: Qi in die Akupunkturpunkte leiten

Setzen Sie sich entspannt und möglichst aufrecht hin. Schließen Sie die Augen, atmen Sie einige Minuten lang sanft ein und aus und stellen Sie sich einen Ball, einen Luftballon oder eine Lotosblüte vor, der bzw. die sich etwa zwei Ihrer eigenen Daumenbreite unterhalb Ihres Bauchnabels und etwa sechs Zentimeter im Körperinneren befindet. Der Ball, der Ballon oder die Blüte dehnt sich nun in Ihrer Vorstellung bei jeder Ein- und Ausatmung sanft in sechs verschiedene Richtungen aus: nach links, rechts, vorne, hinten, oben und unten. Atmen Sie so einige Atemzüge lang und versuchen Sie, die Atmung ganz behutsam immer tiefer und langsamer werden zu lassen. Während einer Schwangerschaft stellen Sie sich den Ball (bzw. den Ballon oder die Lotosblüte) bitte etwa in der Brustmitte vor.

Legen Sie dann Ihren Daumen auf den gebeugten Ring- und kleinen Finger derselben Hand. Strecken Sie den gestreckten Zeige- und Mittelfinger einer beliebigen Hand im Abstand von etwa zwei Zentimetern auf jeweils die Akupunkturpunkte, die Sie energetisieren möchten.

Konzentrieren Sie sich beim Einatmen auf die Fingerkuppen und geben Sie beim Ausatmen gedanklich Qi (oder Licht) über die Fingerkuppen an die jeweiligen Punkte ab. Wiederholen Sie den Ablauf zwei weitere Male, sodass Sie ihn am Ende insgesamt dreimal ausgeführt haben.

Sie können mit dieser Methode die in den Massageübungen empfohlenen Akupunkturpunkte »bearbeiten« oder sich Punkte aus den Beschreibungen ab Seite 94 auswählen, in die Sie imaginär Qi (oder Licht) senden, anstatt sie tatsächlich physisch durch Berührung zu stimulieren. Dies mag anfangs nicht ganz so »handfest« anmuten wie eine physische Stimulation, jedoch haben diese Qi-Übertragungen durchaus eine große positive Wirkung, die man oftmals ganz unmittelbar deutlich körperlich spüren kann – beispielsweise über ein Kribbeln oder ein Wärmegefühl.

氣

Allgemeine Tipps und Hinweise zur Verbesserung der Sehfähigkeit

Lichtverhältnisse

Wenn Sie Ihre Augen über einen langen Zeitraum auf ein Display richten, bedeutet das eine ständige Anstrengung bei gleichmäßig erweiterten Pupillen Zudem hat die LED-Hintergrundbeleuchtung von Bildschirmen einen hohen Anteil an blauem, kurzwelligem Licht. Dieses belastet die Augen deutlich stärker als das natürliche Licht der Sonne. Überdies beeinflusst es den Hormonhaushalt, indem es die Ausschüttung von Melatonin unterdrückt – einem Hormon, das einen gesunden Schlaf fördert. Insbesondere während der sogenannten Gallenblase- und Leberzeit (23 bis 3 Uhr nachts), die für Regeneration und Schlaf genutzt werden sollte, wirkt sich Bildschirmarbeit gemäß TCM negativ auf die Augen aus.
Verschiedene Studien legen nahe, dass es Kurzsichtigkeit fördert, wenn man sich lange und häufig drinnen aufhält. Dementsprechend wirkt es vorbeugend – und kann nachweislich ein Fortschreiten von beispielsweise Kurzsichtigkeit hemmen –, sich im Freien aufzuhalten. Eine im Jahr 2007 von Wissenschaftlern der Ohio State University (Columbus) durchgeführte Untersuchung zeigte einen direkten Zusammenhang zwischen der Zeitdauer, die im Freien verbracht wurde, und der Entwicklung von Kurzsichtigkeit.

Gene und Kurzsichtigkeit?
Von genetischen Einflüssen auf eine Kurzsichtigkeit entfernt man sich in neueren Studien zunehmend. Meist werden Lichtmangel und Naharbeit – also Tätigkeiten, bei denen man konzentriert auf nahe Objekte schauen muss, wie handwerkliche Feinarbeiten – als ernst zu nehmende Ursachen angeführt.

Sehr ungünstig für die Augen ist eine Beleuchtung durch Neonröhren. Diese produzieren ein verzerrtes Lichtspektrum, flackern und werfen zugleich wenig Schatten. Diese benötigt das Auge jedoch, um Formen gut unterscheiden zu können. Sollten Sie also in einer Umgebung mit Neonröhren arbeiten, empfiehlt es sich, eine zusätzliche Lampe mit einer sehr hellen Birne zu verwenden, sodass sich deren Licht mit dem von den Neonröhren ausgestrahlten Farbspektrum vermischt. Es kann die Augen außerdem unterstützen, wenn Sie mit Fenstern für Tageslicht sorgen können oder wenn Sie Leuchtmittel mit einem natürlichen Farbspektrum einsetzen.

Sonnenbrillen

Ultraviolettes Licht ist für viele Funktionen des Körpers wichtig. Augen sind die Pforten, durch die Licht in unseren Körper eintritt und dort tief greifende Wirkungen ausübt – sowohl im Bezug auf die Regulierung physiologischer und emotionaler Bereiche als auch im Bezug auf die Entwicklung unseres Bewusstseins. Das eintretende Licht dient nicht nur dem Sehprozess: Es wird zugleich an wichtige Gehirnbereiche wie den Hypothalamus gesendet. In diesen natürlichen Prozess greift man ein, wenn man regelmäßig eine Sonnenbrille trägt.

Augenschutz mit Vitamin C

Es spricht natürlich nichts dagegen, eine Sonnenbrille zu tragen, wenn man starkem Sonnenlicht ausgesetzt ist – etwa beim Wintersport (frischer Schnee reflektiert etwa 80 Prozent des UV-Lichts!). Tragen Sie Sonnenbrillen jedoch grundsätzlich oder aus modischen Gründen regelmäßig, dann trainieren Sie Ihre Augen gewissermaßen darauf, lichtempfindlich zu werden. Sinnvoller ist es, regelmäßig beispielsweise Vitamin C einzunehmen. Diesem Vitamin wird eine Schutzfunktion für die Augen nachgesagt.

Schultern und Nacken

Verspannungen im Nacken, in den Schultern und im Bereich des Halses können die Durchblutung des Gehirns und der Augen behindern. Leider würde es den Umfang dieses Buches sprengen, gezielte Übungen zu diesem Thema vorzustellen. Jedoch möchte ich alle Betroffenen, die an Augenbeschwerden leiden, dazu motivieren, besonders auf eine Entspannung ihrer Schulter- und Nackenregion zu achten. Dies gilt insbesondere für diejenigen, die viel Zeit am Schreibtisch verbringen.

Ernährung

Da neben dem emotionalen Aspekt auch unsere Ernährung einen Einfluss auf die Sehfähigkeit hat, möchte ich in diesem Buch gerne einige Zeilen hierzu aufnehmen.

Vitamin A unterstützt die Unterscheidungsfähigkeit gegenüber Grautönen sowie das Hell-Dunkel-Sehen, wird jedoch durch Bildschirmarbeit, Arbeit unter flackerndem oder fluoreszierendem Licht, Nikotin- und Alkoholkonsum verbraucht. Nachtblindheit wird beispielsweise durch einen Vitamin-A-Mangel begünstigt. Daher kann es sinnvoll sein, eine Zeit lang Vitamin A verstärkt einzunehmen. Unterstützend auf die Augen wirken ebenso die folgenden Nährstoffe:

- Vitamin B_1: für die Augenmuskeln
- Vitamin B_2: für die Linse, unterstützt die Toleranz gegenüber hellem Licht, verbessert das Sehen in der Dämmerung, v. a. bei grauem Star empfehlenswert
- Vitamin B_{12}: v. a. bei grauem oder grünem Star
- Vitamin C: für die Linsen, v. a. bei grauem Star

- Vitamin D: unter Einwirkung von Sonnenlicht im Körper produziert
- Vitamin E: für die Augenmuskulatur und die Linse
- Kalzium: v. a. bei Kurzsichtigkeit, grünem Star, Netzhautablösung
- Betakarotin: enthalten in Möhren, Süßkartoffeln, Grünkohl
- Lutein: enthalten in Spinat, Weißkohl
- Zeaxanthin: enthalten in orangefarbener Paprika

Der oft verteufelte Zucker scheint Kurzsichtigkeit zu begünstigen. Auch Geschmacksverstärker wie Mononatriumglutamat wirken sich ungünstig aus. Laut Studien von Prof. Dr. Hiroshi Ohguro von der Universität Hirosaki/Japan und seinen Kollegen zeigten Tiere, die sechs Monate lang Futter mit einem hohen Glutamatanteil erhielten, deutlich dünnere Netzhäute und verloren nach und nach sogar ihre Sehkraft. Ohguros Ansicht nach erklären die neuen Forschungsergebnisse unter Umständen, weshalb in Ostasien – wo Mononatriumglutamat vielen Speisen beigemengt wird – eine spezielle Form des grünen Stars ohne den üblicherweise erhöhten Augeninnendruck so stark verbreitet ist. Auch Quecksilber und andere Schwermetalle fördern die Entstehung des grünen Stars, sodass bei bestehenden Augenbeschwerden eine Schwermetallentgiftungskur empfehlenswert ist.
Achten Sie generell auf eine Ernährungsweise, die die Fließeigenschaften des Bluts unterstützt, da die Qualität Ihrer Tränenflüssigkeit unter anderem von der Beschaffenheit Ihres Blutes beeinflusst wird: Omega-3-Fettsäuren, Kurkuma, ausreichend Flüssigkeit sind hier vor allem zu nennen. Dies gilt gerade für Menschen, die an trockenen Augen leiden.

Brillen aus Walnussschalen

Diese Methode unterstützt Sie dabei, Qi zu den Augen zu bringen. Sie hilft unter anderem bei müden und chronisch geröteten Augen. Man kann die

Methode unterstützend bei allen Augenbeschwerden einsetzen. Fragen Sie jedoch unbedingt einen erfahrenen Therapeuten und experimentieren Sie nicht eigenständig!
Bei dieser Methode verwenden Sie eine Brille, bei der jede Linse durch eine halbe Walnussschale ersetzt wurde. Bevor die Schalen in die Brillenfassung gesetzt werden, weicht man sie über Nacht in einem starken Dekokt (ein auf spezielle Weise hergestellter wässriger Auszug) aus Chrysanthemenblüten ein. Dann wird jeweils eine kurze, etwa zweieinhalb Zentimeter lange Moxastange – das sind zu einer Rolle zusammengefasste Beifußfasern – vor den Schalen platziert, um sie aufzuwärmen. Durch die Kombination aus der Wärme der Schalen und dem Dunst des Chrysanthemendekokts wird eine positive Wirkung auf die Augen erzielt.

Überzeugungen

Nicht zuletzt möchte ich die Wichtigkeit des Glaubens an die eigene Sehfähigkeit hervorheben. Es mag esoterisch und weit hergeholt klingen, dass man einfach nur an eine gute Sehfähigkeit glauben muss, damit sie sich einstellt. Dennoch beeinflusst der eigene Glauben daran nachgewiesenermaßen ungemein. Sie werden wahrscheinlich nicht innerhalb von einer Sekunde Adleraugen für immer haben, nur weil Sie es sich wünschen – selbst wenn keinerlei Zweifel die Stärke Ihrer Glaubenskraft hemmen. Denn es ist das gesamte Körper-Geist-Seele-Geflecht, welches sich gemeinsam entwickeln muss. Dennoch lassen sich zumindest mittel- und langfristig oft hervorragende Erfolge erzielen, wenn »einfach nur« die Überzeugung gestärkt wird, dass eine gute Sehfähigkeit besteht.

Training

Wenn die Augenmuskeln über einen langen Zeitraum nur ungenügend bewegt wurden, brauchen sie bisweilen eine »Anpassungszeit«, bis sich etwas zum Positiven verändert. Die gute Nachricht ist jedoch, dass sich Augenmuskeln ebenso wie Arm- oder Beinmuskeln durch regelmäßige Betätigung trainieren lassen. Haben Sie also Geduld und versuchen Sie, wenn nötig, über einen langen Zeitraum hinweg »dranzubleiben«.

氣

Anhang

Übungsempfehlungen bei speziellen Beschwerden

Die folgende Auflistung zeigt, welche Übungen bei den jeweiligen Beschwerden besonders zu empfehlen sind. Weitere Beschwerdebilder entnehmen Sie bitte der Auflistung ab Seite 93.

Entzündung Bindehaut

Atmen ins Dantian S. 48
Aufmerksamkeitsübung S. 88
Massage S. 104

Entzündung Sehnerv

Atmen ins Dantian S. 48
Entspannen der Augenhöhle S. 61
Aufmerksamkeitsübung S. 88
Massage S. 102

Grauer Star (Katarakt)

Aufmerksamkeitsübung S. 88
Hong Bai Huang S. 73
Augenübung bei grauem Star S. 81
Steigender und sinkender Wasserpegel S. 65
Palmieren S. 63
Üben mit der Sehtafel (schwingend) S. 50
Massage S. 103

Grüner Star (Glaukom)

Augenübung bei grünem Star oder hohem Augeninnendruck S. 84
Aufmerksamkeitsübung S. 88
Palmieren S. 63
Massage S. 103

Hornhautverkrümmung

Entspannen der Augenmuskeln S. 53

Zusatzübung bei Hornhautverkrümmung S. 55

Tibetisches Rad S. 57

Entspannen der Augenhöhle S. 61

Aufmerksamkeitsübung S. 88

Blinzeln S. 48

Kurzsichtigkeit

Qi in die Akupunkturpunkte leiten S. 105

In die Leere blicken S. 52

Steigender und sinkender Wasserpegel S. 65

Augäpfel verlängern und verkürzen S. 67

Augen versetzen S. 74

Um den Fisch kreisen S. 79

Massage S. 101

Makuladegeneration

Entspannen der Augenhöhle S. 61

Steigender und sinkender Wasserpegel S. 65

Aufmerksamkeitsübung S. 88

Blinzeln S. 48

Massage S. 102

Weitsichtigkeit

Qi in die Akupunkturpunkte leiten S. 105

In die Leere blicken S. 52

Steigender und sinkender Wasserpegel S. 65

Augäpfel verlängern und verkürzen S. 67

Augen versetzen S. 74

Um den Fisch kreisen S. 79

Massage S. 102

Quellen

American Academy of Ophthalmology: Outdoor recess time can reduce the risk of nearsightedness in children. ScienceDaily vom 01.05.2013. https://www.sciencedaily.com/releases/2013/05/130501101258.htm

Bierbach, E.: Naturheilpraxis Heute, Urban&Fischer, 2000

Chen J: www.ca1.ch

Gera B: Guolin Qigong. Irisiana Verlag, 2014

Jones LA et al.: Parental history of myopia, sports and outdoor activities, and future myopia. Investigative ophthalmology & visual science 2007; 48(8): 3524 – 3532

Koch K: Glaukom: Erhöhter Augendruck ist nicht alleinige Ursache. Deutsches Ärzteblatt 1996; 93(49): A-3252/B-2748/C-2555. https://www.aerzteblatt.de/archiv/4322/Glaukom-Erhoehter-Augendruck-ist-nicht-alleinige-Ursache

Ohguro H: A high dietary intake of sodium glutamate as flavoring (ajinomoto) causes gross changes in retinal morphology and function. Experimental eye research 2002; 75(3): 307 – 315

Ouyang Z-x: Lexikon der Termini und Maximen der traditionellen chinesischen Medizin. Nan-kai-da-xue-chubanshe Verlag, 2009

Mingguang H et al.: Effect of time spent outdoors at school on the development of myopia among children in china, randomized clinical trial. Journal of the American Medical Association 2015; 314(11): 1142-148

Müller-Lissner A: Mehr Licht, mehr Sicht. tagesspiegel.de vom 29.9.2015. https://www.tagesspiegel.de/wissen/kurzsichtigkeit-mehr-licht-mehr-sicht/12385512.html

Nelson J: Visual acuity in myopia, 1991

N.N.: Tägliche Schulstunde im Freien beugt Kurzsichtigkeit vor. aerzteblatt.de vom 15.09.2015. https://www.aerzteblatt.de/nachrichten/64157/Taegliche-Schulstunde-im-Freien-beugt-Kurzsichtigkeit-vor

Tsai JC: High eye pressure and glaucoma. Gleams 2008. https://www.glaucoma.org/gleams/high-eye-pressure-and-glaucoma.php

Interessierten Lesern möchte ich als zusätzliche Lektüre die Schriften des Augenarztes *Dr. William H. Bates* empfehlen. Viele wertvolle Augenübungen, die heutzutage empfohlen werden, beruhen auf seiner Arbeit. Sie haben große Parallelen zu Qigong-Übungen für die Augen und wurden von vielen Menschen aufgegriffen, verbreitet und teilweise erweitert.

Danksagung

Zuerst möchte ich demjenigen danken, der mich das Sehen auf tieferen und umfassenderen Ebenen gelehrt hat. Danke für all die Impulse, für meine gesamte innere Entwicklung und für die stetige, intensive Schulung, die diese Entwicklung weiter fördert. Ich danke dir aus tiefstem Herzen für alles, was ich niemals in Worten ausdrücken kann.

Ich danke meinen Eltern für ihre immerwährende Liebe und intensive Freundschaft. Meiner Mutter danke ich dafür, dass sie meine beste Freundin geworden ist. Du warst der Grund dafür, dass ich begann, den Weg des Qigong und anderer Heilkünste auf diese Weise zu beschreiten, und dass ich nun das Wissen in meinem Unterricht und in Büchern weitergebe. Der Dank meiner Schüler gebührt somit dir. Und ich danke dir auch dafür, dass Qigong, Yiquan und andere traditionelle Heilkünste durch dich einen größeren Platz und Wert in meinem Leben eingenommen haben, denn sie bereichern jedes Leben ungemein. Meinem Vater danke ich für die Freundschaft und die Verbindung, die wir haben. Du hast mir die ersten Türen zu östlicher Heilkunde geöffnet. Es ist schön, den Weg nun mit dir zusammen zu gehen. Ich liebe euch und freue mich stets, wenn ihr bei mir seid.

Danke dem Menschen, der dies alles unterstützt; zu dem ich bei allem, was mich bewegt, immer ein offenes Ohr, Geborgenheit und Austausch finde.

Jumin für die Freundschaft und den intensiven Unterricht. Von dir habe ich so viel über Energien gelernt und Erfahrungen gesammelt, die ich nicht in Worten ausdrücken kann. Danke für die stetige Unterstützung und all unsere Begegnungen und Gespräche. Danke für deine Herzlichkeit und die offenen Arme, mit denen du mich seit unserer ersten Begegnung empfängst.

Kam, Li und Huang für all die Impulse, den Unterricht, eure Herzlichkeit und Freundschaft.

Emilia für unsere Freundschaft seit Kindertagen. Ebenso Angela, Rita, Jozsef, Claudia und Gisa.

Sibylle und den Dichtern für unsere Freundschaft und Begegnungen.

Hélène, Anja und Gisela für die Unterstützung meiner Arbeit in den Anfängen.
Danke meinen Schülern und Seminarteilnehmern für die gemeinsam verbrachte Zeit, für die Offenheit und das Vertrauen, mich an eurem Weg teilhaben zu lassen und mich auf dem meinen zu begleiten. Die Begegnungen mit euch sind ein wahres Geschenk.
Danke an Doortje für das wundervolle Lektorat und unseren herzlichen Austausch. Mit dir habe ich mich seit dem ersten Moment verbunden gefühlt und freue mich sehr, dass du meine Buchprojekte begleitest und unterstützt. Danke für all deinen Input. Danke an Wolfgang, Sarah und Harry, die an mein erstes Buchprojekt geglaubt und mir die Möglichkeit gegeben haben, die wertvollen Übungen Interessierten zugänglich zu machen. Danke an Sven, der meine letzten und derzeitigen Buchprojekte betreut, für unsere freundschaftlichen und herzlichen Begegnungen sowie die tolle Zusammenarbeit. Danke an Christiane für dein zauberhaftes Lächeln und deine Unterstützung sowie an das gesamte Redaktions- und Herstellungsteam.
Danke allen Menschen, denen ich bislang begegnet bin oder deren Werke ich gelesen habe – für die Möglichkeit, von ihnen zu lernen, zu wachsen und mein Sehen zu erweitern. Ebenso allen Möglichkeiten des Lebens.

Nicht zuletzt danke ich meinen Leserinnen und Lesern: Ich hoffe, dass dieses Buch Sie in Ihrer Gesundheit und auf dem Weg zu einem immer umfassenderen, tieferen, freieren und offeneren Blick unterstützen kann.

Die Autorin

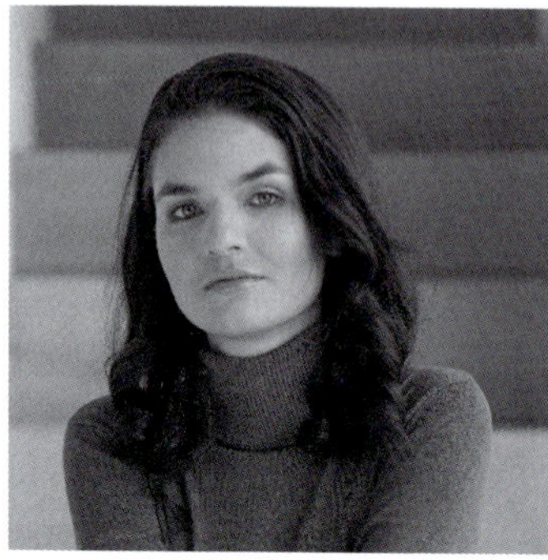

Bernadett Gera hatte über ihren Vater bereits in frühem Kindesalter Kontakt zu östlicher Medizin. Er praktizierte die asiatische Kampfsportart Judo auf olympischem Niveau, lehrte es nach seinem Rückzug aus dem internationalen Wettkampfbetrieb (den er 2017 wieder aufnahm und im selben Jahr die Welt- und Europameisterschaften gewann) und führte auch Bernadett Gera in die Kunst der Akupressur, der Kampfkünste und in die Grundlagen der Traditionellen Chinesischen Medizin (TCM) ein.

Dieses Wissen behielt Bernadett Gera jedoch vorerst nur im Hintergrund, studierte Ingenieurwesen und begann eine Arbeit bei dem größten Luft- und Raumfahrtkonzern Europas, EADS.

Als eine schwere Krebserkrankung bei ihrer Mutter diagnostiziert wurde, setzte sie sich intensiv mit unterschiedlichen Behandlungsmöglichkeiten und Ursachen von Krebs- und chronischen Erkrankungen auseinander. Sie zog sich aus der Ingenieurtätigkeit zurück und erweiterte ihr Wissen über die Förderung der Selbstheilungskräfte unter anderem durch Ausbildungen in verschiedenen Qigong-Arten, Yiquan, Atemheilkunde und Meditationstechniken.

Um das Wissen zu verbreiten, begann sie 2010 Seminare und Vorträge im süddeutschen Raum zu organisieren, zu denen sie teilweise Lehrer und/oder Heiler aus anderen Ländern und unterschiedlichen Traditionen einlud. In dieser Zeit begann sie auch mit Ärzten, Heilpraktikern und Beratungsstellen zusammenzuarbeiten sowie selbst zu unterrichten und weitete 2013 ihre Tätigkeiten auf das europäische Ausland aus.

Weitere Informationen unter www.bernadettgera.de

Instagram: @bernadettgeraofficial

Impressum

Die Informationen in diesem Buch sind von Autorin und Verlag sorgfältig erwogen und geprüft, dennoch kann eine Garantie nicht übernommen werden. Eine Haftung der Autorin bzw. des Verlags und seiner Beauftragten für Personen-, Sach- und Vermögensschäden ist ausgeschlossen.
Alle Rechte vorbehalten. Vollständige oder auszugsweise Reproduktion, gleich welcher Form (Fotokopie, Mikrofilm, elektronische Datenverarbeitung oder andere Verfahren), Vervielfältigung und Weitergabe von Vervielfältigungen nur mit schriftlicher Genehmigung des Verlags.
Der Verlag behält sich die Verwertung der urheberrechtlich geschützten Inhalte dieses Werkes für Zwecke des Text- und Data-Minings nach § 44 b UrhG ausdrücklich vor. Jegliche unbefugte Nutzung ist hiermit ausgeschlossen.

FSC www.fsc.org MIX Papier | Fördert gute Waldnutzung FSC® C004378

Penguin Random House Verlagsgruppe FSC® N001967

Bildnachweis
Illustrationen: Bernadett Gera
Foto der Autorin: Christian M. Weiß

3. Auflage 2025

© 2020 by Irisiana Verlag, einem Unternehmen der Penguin Random House Verlagsgruppe GmbH, Neumarkter Straße 28, 81673 München

produktsicherheit@penguinrandomhouse.de
(Vorstehende Angaben sind zugleich Pflichtinformationen nach GPSR)

Projektleitung: Sven Beier

Redaktion: Dr. Doortje Cramer-Scharnagl, Edewecht

Satz: KCFG – Medienagentur, Neuss

Umschlaggestaltung: Geviert, Grafik & Typografie

Umschlagmotiv: © Bernadett Gera

Druck und Bindung: PBtisk, a.s.
Printed in Czech Republik

ISBN: 978-3-424-15388-0

Die erfolgreiche Qigong-Reihe

Wirksame Hilfe aus der Schatzkiste traditionellen chinesischen Heilwissens

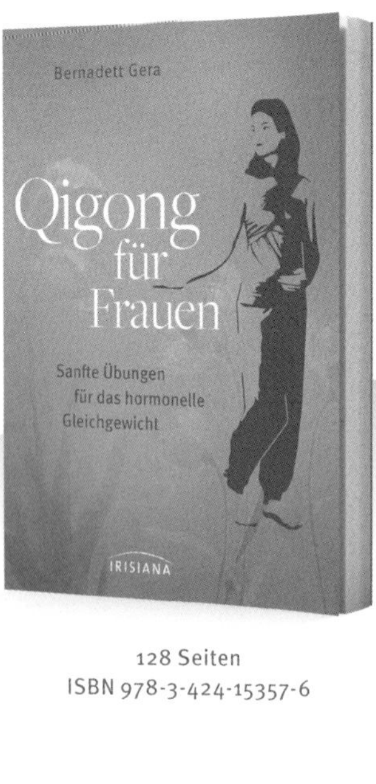

128 Seiten
ISBN 978-3-424-15357-6

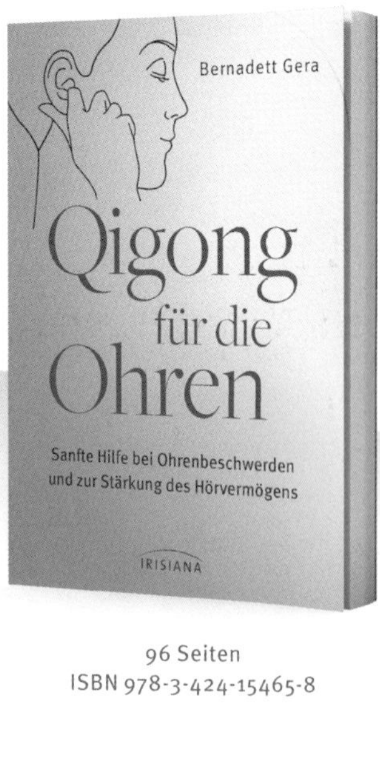

96 Seiten
ISBN 978-3-424-15465-8

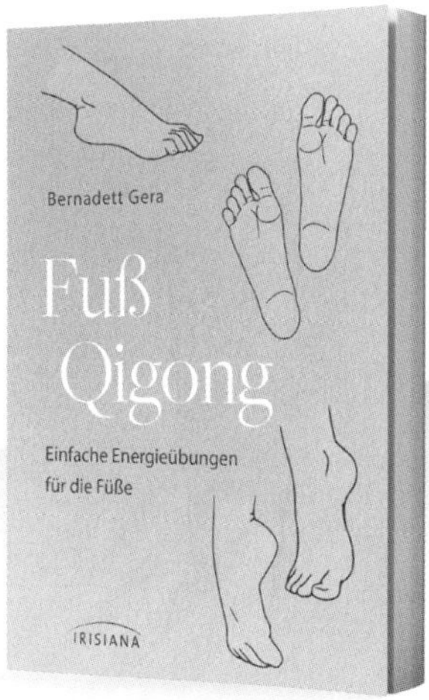

96 Seiten
ISBN 978-3-424-15344-6

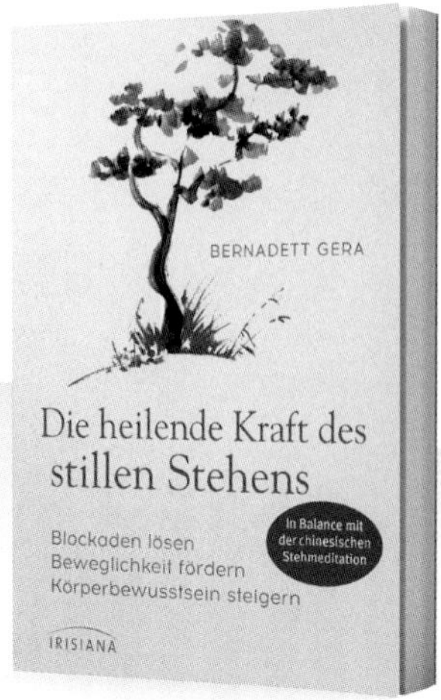

112 Seiten
ISBN 978-3-424-15393-4

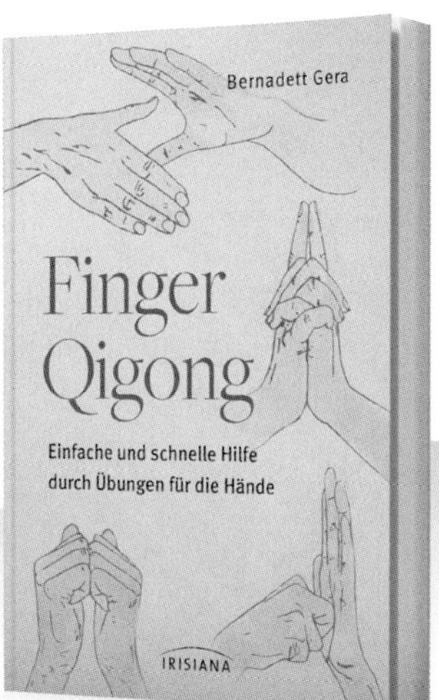

96 Seiten
ISBN 978-3-424-15292-0

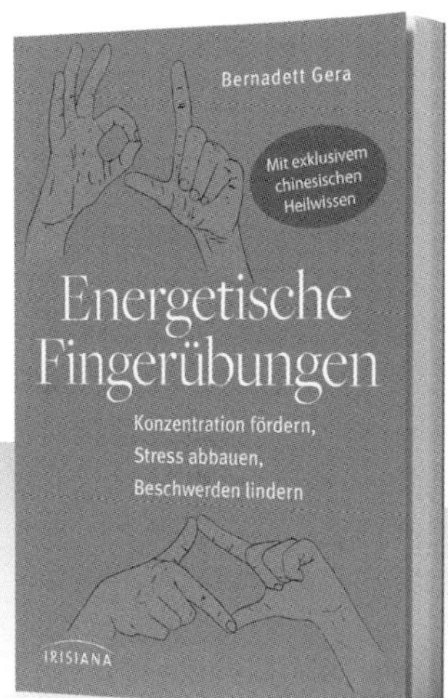

96 Seiten
ISBN 978-3-424-15330-9

Mehr Infos unter www.irisiana.de

IRISIANA

AUGENMUSKELTEST BILD 1

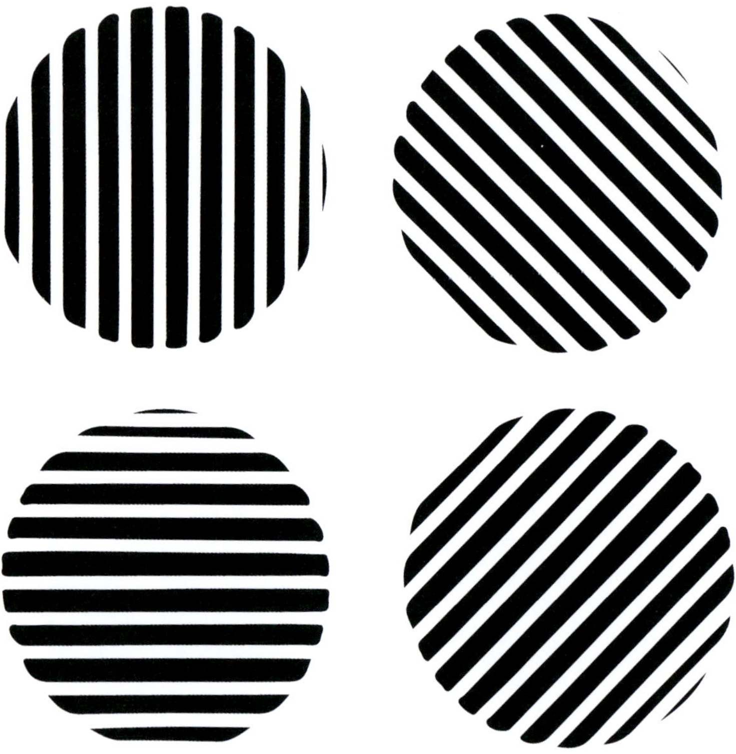

AUGENMUSKELTEST BILD 2

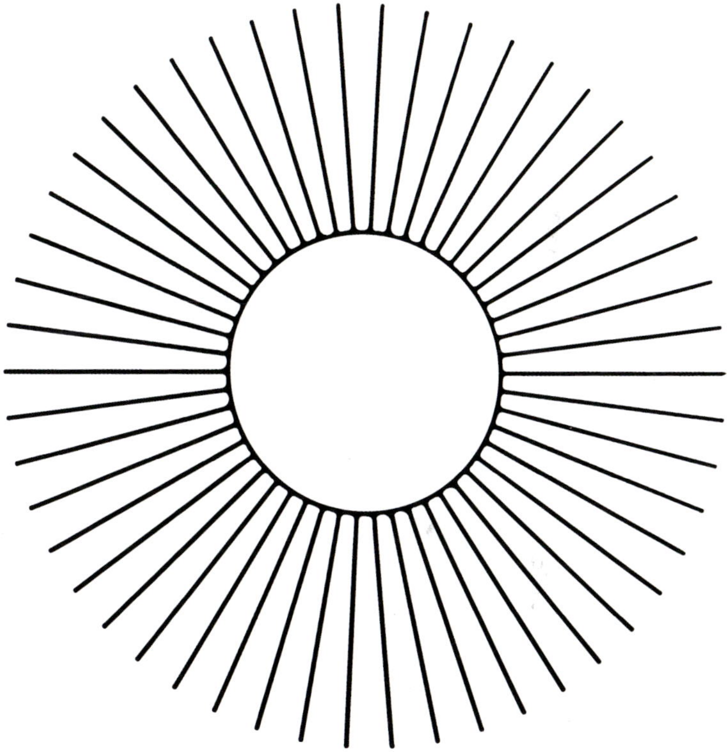

DAS TIBETISCHE RAD

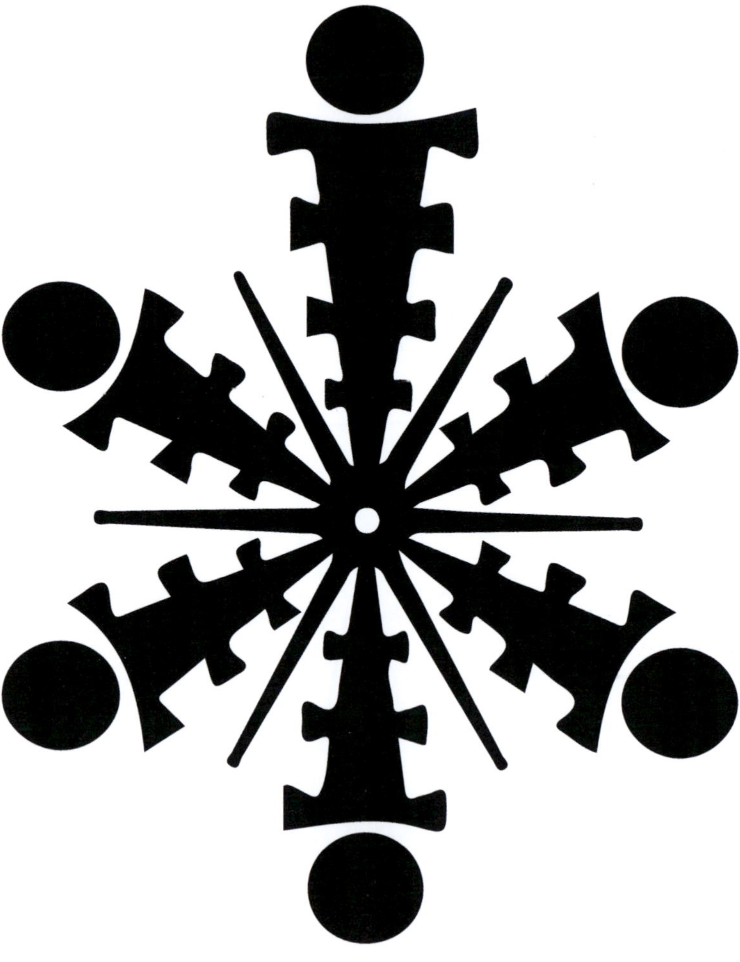